新媒体品牌教材／医学高职高专"十二五"规划教材

供临床医学、口腔医学、影像医学、医学检验、中医学、药学类、护理学类等专业使用

人体解剖学

RENTI JIEPOUXUE

主编◎ 刘荣志　张 伟

郑州大学出版社

郑　州

图书在版编目(CIP)数据

人体解剖学/刘荣志,张伟主编. —郑州:郑州大学出版社,
2014.7(2021.8 重印)
新媒体品牌教材
ISBN 978-7-5645-1828-8

Ⅰ.①人…　Ⅱ.①刘…②张…　Ⅲ.①人体解剖学–教材
Ⅳ.①R322

中国版本图书馆 CIP 数据核字（2014）第 092505 号

郑州大学出版社出版发行
郑州市大学路 40 号　　　　　　　邮政编码:450052
出版人:孙保营　　　　　　　　　发行电话:0371-66966070
全国新华书店经销
河南文华印务有限公司印制
开本:787 mm×1 092 mm　1/16
印张:16.5
字数:394 千字
版次:2014 年 7 月第 1 版　　　　印次:2021 年 8 月第 5 次印刷

书号:ISBN 978-7-5645-1828-8　　　定价:47.00 元

作者名单

主　　编　　刘荣志　张　伟

副 主 编　　曾永鸿　陶俊良　程明亮　徐国昌

　　　　　　蒋建平　田志逢

编　　委　　（按姓名汉语拼音为序）

　　　　　　程明亮　蒋建平　刘　钦　刘金海

　　　　　　刘荣志　齐书妍　时炳钦　司运辉

　　　　　　陶俊良　田志逢　王明鹤　徐国昌

　　　　　　曾永鸿　张　伟

插图处理　　刘荣志　程明亮　时炳钦

编写秘书　　时炳钦

　　高等职业教育作为高等教育发展中的一个类型,肩负着培养面向生产、建设、服务和管理第一线需要的高技能人才的使命。近年来,新媒体技术作为教学工具和手段,已成为我国高等卫生职业教育教学改革的趋势,对促进教学改革和提高教育质量的作用不言而喻。为贯彻落实国务院《关于大力推进职业教育改革与发展的决定》中提出的"积极推进课程和教材改革,开发和编写反映新知识、新技术、新工艺、新方法,具有职业教育特色的课程和教材"的要求,以及《教育部卫生部关于加强医学教育工作提高医学教育质量的若干意见》精神,我们借助多年来创办中国解剖网(http://www.china-anatomy.com)的经验,编写了人体解剖学教材,包含平面教材和网络辅助课程资源,是一种全新的尝试和创新。

　　《人体解剖学》是一门古老的学科,是医学教育的一门重要基础课程。平面教材本着实用为先、理论知识以够用为度的原则,内容以器官的位置、形态结构描述为主,注重加强形态与功能的联系、基础和临床的联系,注重内容的科学性、系统性和实用性,强调基本理论、基本知识和基本技能。网络是平面教材的扩展和延伸,平面教材不能实现的图片、Flash、动画、视频等可以在网上实现;课堂教学中不能充分完成的习题、作业等,可以采用在线练习的方式实现。

　　在平面教材编写形式上也力求创新,各章首先展示"学习要点",使"教"与"学"有的放矢。在正文前面还列出了精炼的"临床案例"导入问题,以利于学生尽快进入临床思维,意以"典型案例"引领"教学内容",努力提高学生探究的欲望。在正文内的适当位置插入"临床应用",学用结合、重在应用。可以说,本教材无论是在内容上还是在形式上,都为"工学结合"的医学高等职业教育人才培养模式进行着有益的探索和尝试。

　　在教材编写过程中,得到了作者单位的大力支持,平面教材标本插图由河南省解剖学技术院士工作站程明亮教授提供,全部插图由刘荣

1

志、时炳钦老师统一进行技术处理。网络互动课程由刘荣志教授设计，全体编写人员参与制作。在编写过程中，也参考了本专业有关教材，在此一并表示感谢！

本教材可供临床医学类各专业使用，建议 100 学时左右，由各学校根据专业及层次特点酌情安排。使用平面教材的学校，可将学生信息注册到网络课程(中国解剖网)，学生即可登录进行学习。敬请使用本教材的解剖学同仁、临床医护人员和医学生提出宝贵意见，以便不断改进。

编者

2014 年 3 月

目 录

绪论

学习要点

　　人体解剖学的定义、研究内容及其对学习医学的重要性;人体的组成和分部;常用的解剖学方位术语;学习人体解剖学和组织胚胎学的观点和方法。

临床案例

　　患者,男性,19 岁,以急性右下腹部疼痛 1 d 伴高热就诊,入院时是被亲属用床板抬进急诊室,患者呈右侧卧位,下肢蜷曲,痛苦面容。体格检查:体温41 ℃,脉搏 100 次/min,右下腹部有明显压疼和反跳疼。以急性阑尾炎收治入院,并做进一步检查治疗。

　　问题:人体有哪些正常方位,入院时患者姿势各异,医护人员以什么姿势作为参考标准?

一、人体解剖学的研究内容及其在医学中的地位

　　人体解剖学属于生物学科中形态学的范畴,是研究正常人体形态结构及其发生发育规律的科学。其主要任务是阐述正常人体各器官的形态、结构、位置和毗邻,以及人体发生、发育过程和变化规律。人体解剖学和医学其他各学科之间具有广泛而密切的联系,是一门重要的医学基础课程。医学中约有 1/3 的名词及概念来源于人体解剖学,只有掌握了正常人体形态结构的基本知识,才能正确理解人体生理功能和病理变化,学好其他医学基础课程,并为临床课程的学习打下牢固基础。只有从本课程开始,加强对医学技能的培养及专业技能的训练,才能更好地适应临床医学专业工作的需要。

二、人体解剖学的分科

　　人体解剖学(human anatomy)又称**大体解剖学**,是通过解剖尸体、肉眼观察的方法研

究各器官的形态、结构、位置及毗邻关系。依据研究方法的不同可将人体解剖学分为系统解剖学和局部解剖学。**系统解剖学**（systematic anatomy）是按人体系统阐述各器官形态结构及相关功能的科学,通常所说的人体解剖学即指系统解剖学,本教材主要讲述系统解剖学。**局部解剖学**（regional anatomy）是在系统解剖学的基础上,按人体结构的部位,由浅入深研究各局部结构的层次、器官的配布以及位置关系的科学。

此外,基于研究的角度、手段和方法的不同,人体解剖学又分出若干门类,例如:用 X 射线技术研究人体器官形态结构的 X 射线解剖学（x-ray anatomy）;用 B 超、计算机断层扫描（CT）和磁共振成像（MRI）技术研究人体各局部或器官断面形态结构的断层解剖学（sectional anatomy）;研究人体表面的形态结构、人体器官的体表投影的表面解剖学（surface anatomy）等等。

三、人体的组成与分部

（一）人体的组成

组成人体的基本结构和功能单位是**细胞**（cell）。由功能相同、形态相似的细胞和细胞间质共同构成**组织**（tissue）。人体组织主要有 4 种,即上皮组织、结缔组织、肌组织和神经组织,因此将这 4 种组织称为基本组织。几种不同的组织也会按照一定的规律进行组合,形成具有一定形态并执行特定功能的结构称**器官**（organ）,如心、肝、脾、肺、肾等。由若干器官有机组合起来共同完成某种连续的生理功能,就构成了**系统**（system）。人体共有 9 大系统:**运动系统**执行人体的运动功能;**消化系统**执行消化食物、吸收营养、形成粪便并排出体外的功能;**呼吸系统**执行吸入氧气排出二氧化碳,进行气体交换的功能;**泌尿系统**执行排出体内代谢产物的功能;**生殖系统**执行生殖繁衍后代的功能;**内分泌系统**协调全身各系统的器官活动;**脉管系统**输送血液和淋巴在体内的周而复始运行;**感觉器**是感受机体内外环境刺激并产生兴奋的装置;**神经系统**调控人体全身各系统和器官活动的协调和统一。其中,消化系统、呼吸系统、泌尿系统和生殖系统的大部分器官位于胸、腹、盆腔内,而且借一定的孔道直接或间接与外界沟通,这些系统总称为**内脏**（viscera）。人体各系统在神经及体液的调节下,彼此联系,相互协调,互相影响,共同构成有机的整体。

（二）人体的分部

人体按部位可分为**头部**、**颈部**、**躯干部**和**四肢**。头的前部称为面,颈的后部称为项。躯干的前面分为胸部、腹部、盆部和会阴;躯干的后面分为背部和腰部。四肢分为上肢和下肢;上肢可分为**肩**、**上臂**、**前臂**和**手**,下肢可分为**臀**、**大腿（股）**、**小腿**和**足**。

四、人体解剖学常用的方位术语

为了正确描述人体各部、各器官的位置关系,避免就医时医护人员标准不一造成的描述差异,国际上统一规定了解剖学姿势和方位术语,初学者务必熟练掌握,并贯彻应用于整个学习过程。

（一）解剖学姿势

解剖学姿势（anatomical position）亦称标准姿势,即身体直立,两眼平视,上肢下垂到躯干的两侧,下肢并拢,手掌和足尖向前(图绪-1)。在描述人体结构时,无论观察对象(人体、标本或模型)处于何种姿势和体位,均应以解剖学姿势为标准。

图绪-1　解剖学姿势

(二)方位术语

以解剖学姿势为标准,统一规定了一些表示方位的术语。

1.**上**(superior)**和下**(inferior)　近头者为上,或称颅侧(cranial);近足者为下,或称尾侧(caudal)。

2.**前**(anterior)**和后**(posterior)　近腹者为前,或称腹侧(ventral);近背者为后,或称背侧(dorsal)。

3.**内侧**(medial)**和外侧**(lateral)　以躯干正中矢面为标准,距正中矢状面近者为内侧,远者为外侧。在四肢,前臂和手的内侧又称**尺侧**,外侧又称**桡侧**;在小腿和足,内侧又称**胫侧**,外侧又称**腓侧**。

4.**浅**(superficial)**和深**(deep)　近皮肤或器官表面者为浅,远离皮肤或器官表面者为深。

5.**内**(interior)**和外**(exterior)　是对空腔器官相互位置关系而言,近内腔者为内,远离内腔者为外。

6.**近侧**(proximal)**和远侧**(distal)　用于描述四肢方位,距肢体根部近者为近侧,远肢体根部者为远侧。

（三）轴和面

1.**轴**（axis）　为了分析关节的运动,在解剖学姿势上,又规定了三个相互垂直的轴,即垂直轴、矢状轴和冠状轴(图绪-2)。

图绪-2　人体的轴和面

（1）**垂直轴**　为上下方向,垂直于水平面(地平面)的轴。
（2）**矢状轴**　为前后方向,与垂直轴呈直角相交的轴。
（3）**冠状轴**　也称**额状轴**,是左右方向,分别与垂直轴和矢状轴相互垂直的轴。
2.**面**（plane）　在解剖学姿势上,人体或局部均可设置三个相互垂直的切面。
（1）**矢状面**（sagittal plane）　是指前后方向,将人体分为左、右两部分的纵切面,切面与水平面垂直。经过人体正中的矢状面称正中矢状面。
（2）**冠状面**（frontal plane）　也称**额状面**,是指左右方向,将人体分为前、后两部的纵切面,并与矢状面和水平面互相垂直。
（3）**水平面**（horizontal plane）　与上述二面相垂直,将人体横断为上下两部的切面。
在描述器官的切面时,以器官的长轴为准,沿其长轴所作的切面为纵切面,与长轴垂直的切面为横切面。

五、学习人体解剖学的观点和方法

在学习人体解剖学的过程中,要注意学科特点和学习方法,坚持以辩证唯物主义为指导,遵循以下几个观点:

（一）进化发展的观点

人类是由低等动物经过了由低级到高级、由简单到复杂的长期进化发展的结果；而人体的个体发生又重演了种系发生的过程。因此，人体的形态结构依然保留着某些低等脊椎动物的特征，如有脊柱、体腔和四肢等。在进化发展的漫长过程中，人类形成了与其功能相适应的、不同于其他动物的形态结构特征，使人类与动物比，已有了质的区别。例如，人脑成为思维活动的器官，人的双手已成为劳动器官。人类的形态结构形成后，仍然在不断发展和变化，人体的细胞、组织和器官一直处于新陈代谢、分化和发育的动态之中。在学习人体解剖学的过程中，可以通过解剖低等动物的相似器官，制作标本或切片帮助学习。正确认识和理解人体的形态结构存在的个体差异，正确分析胚胎发育过程中，可能出现的先天畸形是与母体环境密切相关的，从而更好地进行优生优育的宣传教育。

（二）形态与功能相互联系的观点

人体的每个器官都有其特定的功能，器官的形态结构是功能的物质基础，功能也会影响器官的形态。例如，眼呈球形，能灵活运动，有利于扩大视野；耳郭的形态有利于收集声波。人类因为劳动和实践，上肢（尤其是手）成为握持工具、从事技巧性劳动的器官，下肢则成为支持体重和维持直立的器官，使得上、下肢的形体和功能有着明显的差异。坚持锻炼，可使肌发达，骨粗壮；长期卧床，则导致肌萎缩，骨疏松。在学习过程中，既要观察形态，又要联系功能，既要动手又要动脑，从每一个细微之处关注它们之间的联系和巧妙之处，这样就能更好地帮助理解和记忆。未来临床诊疗过程中，积极指导恢复期病人进行适当锻炼，有助于疾病的康复。

（三）局部和整体统一的观点

人体是一个完整统一的有机体，任何器官或局部都是整体不可分割的一部分，它们的功能活动在神经体液的调节下相互协调、相互依存、相互影响。在某一系统或器官出现疾病的情况下，相应地可引起其他系统或器官的功能变化或形态改变。在学习人体解剖学时，注意要从个别组织和器官入手，循序渐进地进行。注意从整体上观察学习各个系统、器官的形态结构，并运用这种观点将已学过的知识前后联系，综合归纳，有利于系统复习和临床护理思维能力的培养。

（四）理论和实践相结合的观点

学习的目的是为了应用，学懂记牢才能灵活运用。人体解剖学是一门形态学科，名词多且以形态描述为主，如若死记硬背，则如同嚼蜡，索然无味，往往事倍功半。因此，必须坚持理论联系实际，做到以下几点：①读书要图文结合，学习时做到文字与图形并重，并结合多媒体等视听资料，以建立初步的形体印象，帮助理解和记忆。②上好实验课，把理论学习与观察实物（标本、模型、组织切片）相结合，通过对实物的观察，辨认和识别，活体触摸，建立形体概念，形成形象记忆，这是学好人体解剖学的最重要、最基本的方法。③基础知识与临床应用相结合，基础是为临床服务的，在学习人体解剖学的过程中，要适度联系临床应用，以激发学习兴趣，从而达到学以致用的目的。

（南阳医学高等专科学校　刘荣志）

第一章

运动系统

学习要点

　　运动系统的组成及功能;骨的形态结构及分类;骨的构造及化学成分;椎骨一般形态及各部椎骨的结构特点;胸骨的构成及胸骨角;肋骨的一般结构特点及与胸骨的连结方式;椎骨的连结形式、椎间盘的位置、构成及作用;脊柱和胸廓的构成;四肢主要骨的位置、形态及重要结构;肩关节、肘关节、髋关节、膝关节、颞下颌关节及骨盆的构成、功能、意义;颅的构成、颅底内面结构;翼点的位置;鼻旁窦的名称、位置及开口部位;肌的形态、构造及辅助结构;全身各主要肌的位置、形态和功能;腹前外侧肌的结构特点及所形成的结构;腹股沟管的解剖特点及临床意义;全身各主要的骨性标志和肌性标志。

临床案例

　　患者,女,43 岁,过马路时闯红灯,与侧向行驶的轿车发生碰撞而摔倒。随即出现右肩部疼痛、肿胀、畸形,右上肢活动障碍。入院检查发现右上肢上段压疼,局部有骨擦感。X 射线片示右肱骨外科颈骨折,骨折近端内收、骨折远端外展,形成成角移位。诊断:右肱骨外科颈骨折。

　　问题:肱骨外科颈位于何处,为什么易发生骨折? 骨折时会损伤神经吗? 对于骨折患者可采取哪些治疗措施?

　　运动系统(locomotor system)由骨、骨连结和骨骼肌三部分组成,运动系统的器官约占成人体重的 60% ~ 70% 。全身各骨由骨连结构成人体的支架称骨骼,骨骼肌附着于骨骼上,形成人体的基本轮廓,并围成体腔,如颅腔、胸腔、腹腔等。在神经系统的调节和其他系统的调节配合下,对人体起支持、运动和保护的作用。

　　骨和骨连结是运动的被动部分,骨骼肌是运动的主动部分。每块骨骼肌两端多附着于骨,至少跨过一个关节,肌肉收缩时,以跨过的关节为枢纽,使被附着的骨相互靠近或远离而产生运动。因此,从运动的角度来看,骨是运动的杠杆,关节是运动的枢纽,骨骼肌是运动的动力。骨、骨连结和骨骼肌中任何一部分损伤或有疾患,都将影响其正常功能。一些骨的突起、凹陷或骨骼肌的隆起,在体表可以看到或摸到,解剖学称之为体表标志,包括骨性标志和肌性标志。它们对于确定内脏器官的位置、大小、判断血管和神经的走行、确定手术切口和针灸穴位等,都具有重要的实用价值。

第一节 骨

一、概述

成人约有**骨**(bone)206 块,躯干骨 51 块,颅骨 23 块,上肢骨 64 块,下肢骨 62 块(图1-1),另有 6 块听小骨位于中耳内。每块骨都是一个器官,具有一定的形态,并有丰富的血管、神经和淋巴管分布。在活体,骨不断地进行新陈代谢,随着不同年龄和活动状况的变化,一生中不断发生变化。经常活动锻炼的人,骨发育坚实而粗壮;长期不活动的人,就会导致骨质疏松或发育细小。骨的功能除支持、保护和运动外,还有修复和改建的能力,同时还具有造血和储备钙与磷的作用。

(一)骨的形态和分类

1. 长骨(long bone) 多分布于四肢,在运动中起杠杆作用。长骨呈长管状,分为一体两端。体细长,位于中部,又称**骨干**,内有较大的空腔称**骨髓腔**,容纳骨髓。体的一定部位有血管出入的孔称**滋养孔**。两端膨大称**骺**,具有光滑的关节面,面上附有一层关节软骨。骨干与骨骺相邻的部位称**干骺端**,幼年时保留一片骺软骨,通过骺软骨的软骨细胞分裂增殖和骨化,长骨不断增长。成年后,骺软骨骨化,骨干和骺融合为一体,融合遗迹形成骺线。

2. 短骨(short bone) 形似立方体,多成群分布于承受压力较大、运动较复杂的部位,如腕骨、跗骨等。

3. 扁骨(flat bone) 呈板状,主要构成体腔的壁,如颅腔的顶骨、胸腔的胸骨和肋骨、盆腔的髋骨等,对腔内器官起保护作用。

4. 不规则骨(irregular bone) 形状不规则,主要分布于躯干、颅底和面部,如躯干的椎骨、颅的上颌骨等。有些不规则骨内含有空腔,称**含气骨**,如上颌骨、额骨等,它们对发音起共鸣作用,同时可减轻颅骨的重量。

另外,在手、足和膝的肌腱或韧带内还有一种结节状的**籽骨**(sesamoid bone),形如豆状,运动时可改变力的方向,又可减少对肌腱的摩擦,如髌骨。

颅骨

颈椎

锁骨
肩胛骨

胸骨

肱骨

肋
胸椎

腰椎

尺骨

髋骨
骶骨

桡骨

手骨

股骨

髌骨

腓骨
胫骨

足骨

图 1-1　全身骨骼

（二）骨的构造

骨由骨质、骨膜和骨髓三部分构成（图1-2），并有血管、神经分布。

关节软骨

骨膜血管

骨膜

骨质

骨髓

图1-2 骨的构造

1. **骨质**（bone substance） 是骨的主要成分，骨密质分布于骨的外表面及长骨的骨干，由紧密排列成层的骨板构成；致密坚硬，抗压性强。骨松质分布于长骨两端和其他骨的内部，由交错排列的骨小梁构成，其排列与压力或张力方向一致，疏松呈海绵状。

2. **骨膜**（periosteum） 是一层致密结缔组织膜，呈淡红色，薄而坚韧，富有血管、神经和淋巴。骨膜对骨的生长、再生、修复和愈合具有重要作用，剥离骨膜后，骨不易修复而坏死。

3. **骨髓**（bone marrow） 是充填于骨髓腔和骨松质间隙内的软组织，成人总量约1 500 mL，占体重的4.6%，可分为**红骨髓**和**黄骨髓**两种。胎儿和婴幼儿期的骨髓都是红骨髓，具有造血功能，因含有大量的发育阶段不同的红细胞而呈红色，人体内的红细胞和大部分白细胞均由红骨髓内的细胞分化产生，因此，它是重要的造血组织。随着年龄的增长，一般5岁以后，长骨骨髓腔内的红骨髓逐渐被脂肪组织所代替，因内含大量脂肪组织而呈黄色，故称黄骨髓，失去造血功能。但当大量失血或重度贫血时，黄骨髓仍可逐渐转化为红骨髓，恢复造血功能。长骨两端的骺、短骨、扁骨和不规则骨的骨髓，终生都是红骨髓。临床怀疑有造血功能疾病时，常在髂骨或胸骨等处抽取少量红骨髓来进行检查确定。

（三）骨的化学成分和物理特性

骨质的化学成分主要由无机质和有机质组成。有机质主要是骨胶原纤维束和粘多糖蛋白等,约占1/3,作为成骨的支架,使骨具有一定的弹性和韧性;无机质主要是**磷酸钙**〔$Ca_3(PO_4)_2$〕和**碳酸钙**($CaCO_3$),约占2/3,使骨坚实有硬度。脱钙骨具有原骨形状,但柔软有弹性;煅烧骨具有原骨形状和硬度,但脆而易碎。人一生中骨的无机质和有机质的比例随年龄的增长而发生变化。年幼者骨的有机质和无机质约各占一半,故弹性大、硬度小、但易变形,在外力作用下不易骨折或折而不断,发生青枝状骨折;成年人的骨有机质和无机质的比例最为合适,约为3:7,具有很大硬度和一定弹性,也较坚韧;老年人的骨无机质比例更大,脆性较大易发生骨折。

临床应用:青枝骨折

　　儿童骨骼中含有较多的有机物,外面包裹的骨外膜又特别厚,因此具有很好的弹性和韧性,不容易折断,遭受暴力发生骨折时就会出现与植物青枝一样折而不断的情况,骨科医生就把这种特殊的骨折称之为青枝骨折。青枝骨折多见于儿童。儿童骨的新陈代谢旺盛,骨折后的再生和愈合能力强,一般预后良好。

(四)骨的发生和生长

1. 膜内成骨　　由间充质先形成膜状,然后骨化成骨,如锁骨、颅盖骨等。

2. 软骨内成骨　　由间充质先发育成软骨雏形,然后再由软骨逐渐骨化成骨,绝大部分的骨是以此种方式发育而成。

　　在形成软骨雏形的基础上,骨干的中央出现初级骨化中心,然后在软骨两端出现次级骨化中心,于是在骨化中心的基础上不断发育成骨。初级骨化中心和次级骨化中心分别形成骨干和骺,两者之间有骺软骨。发育到一定年龄(16~24岁)骨干和骨骺之间的骺软骨全部骨化,长骨即停止增长。在长骨两端的X射线片或切开的骨上,可见到其痕迹称**骺线**。

临床应用:骺软骨可判断人体能否再增高

　　骺软骨为人体的次级骨化中心,分为软骨储备区、软骨增生区、软骨钙化区和成骨区。长骨的增长就是靠骺软骨不断地产生软骨、钙化、溶解以达到增长的目的。随着年龄增大,骺软骨逐渐钙化变薄,直至完全钙化,对法医学骨龄鉴定有重要意义。也可以用来检验生长发育的情况,更可以判断机体是否有再增高的可能。在医学影像(如X射线成像)中可以看得很清楚。

二、躯干骨

　　躯干骨包括椎骨、肋和胸骨三部分。

（一）椎骨（vertebrae）

在未成年前有颈椎7块、胸椎12块、腰椎5块、骶椎5块和尾椎3~5块,青春期后5块骶椎融合成1块骶骨,3~5块尾椎融合成1块尾骨,因而成年人椎骨共有26块。

1. **椎骨的一般形态**　椎骨为不规则骨,每块椎骨均由**椎体**和**椎弓**两部分组成(图1-3,图1-4)。椎体位于椎骨的前部,呈短圆柱状;椎弓是附在椎体后方的弓状骨板,它与椎体共同围成**椎孔**,所有椎孔相互连通形成**椎管**,容纳、保护脊髓及脊神经根。椎弓与椎体相连接的部分较细称**椎弓根**,其上方浅切迹称**椎上切迹**,其下方深切迹称**椎下切迹**。相邻椎骨的上、下切迹围成**椎间孔**,孔内有脊神经和血管通过。椎弓后部宽厚呈板状称**椎弓板**。从椎弓发出7个突起,即**棘突**1个,正中向后突起;**横突**1对,向两侧突起;**上关节突**1对,从椎弓根和椎弓板结合处向上突起;**下关节突**1对,从椎弓根和椎弓板结合处向下突起。棘突和横突是肌和韧带的附着点。

图1-3　胸椎上面观

图1-4　胸椎侧面观

2. 各部椎骨的主要特征

（1）**颈椎**（cervical vertebrae）　椎体相对较小，椎孔相对较大，呈三角形；横突根部有**横突孔**，孔内其中上6位颈椎的横突孔内有椎动脉和椎静脉通过（图1-5）。除第1、第7颈椎外，其他颈椎棘突末端分叉。第1颈椎又称**寰椎**（atlas）（图1-6），呈环状，无椎体、棘突和关节突，由前弓、后弓和两个侧块组成。侧块上面各有一椭圆形的关节面，与颅骨枕髁形成寰枕关节。第2颈椎又称**枢椎**（axis）（图1-7），在椎体上方伸出一指状突起称**齿突**，齿突原为寰椎的椎体，发育过程中脱离寰椎而与枢椎体融合。第7颈椎又称**隆椎**（vertebra prominens）（图1-8），棘突特别长，末端不分叉，稍低头时，在颈后正中线上很容易看到和摸到，常作为记数椎骨序数的标志。隆椎棘突下方凹陷处为中医所称的**大椎穴**。

钩突　　椎体
前结节
后结节　　横突孔
　　上关节面
　　椎孔
棘突

图1-5　第3颈椎

前结节
前弓
上关节凹
横突
横突孔
后弓
后结节

图1-6　寰椎

图 1-7 枢椎

图 1-8 第 7 颈椎

（2）**胸椎**（thoracic vertebra） 椎体从上向下逐渐增大，椎孔相对较小，棘突细长向后下方倾斜，呈叠瓦状排列；胸椎两侧上、下和横突末端均有与肋骨相连接的小关节面，分别称**上肋凹、下肋凹和横突肋凹**。

（3）**腰椎**（lumbar vertebrae） 椎体粗大，横断面呈肾形；椎弓发达，椎孔较大呈三角形（图 1-9，图 1-10）；上、下关节突粗大，关节面几乎呈矢状位；棘突宽短呈板状，几乎水平后伸，末端圆钝，各棘突间隙较宽，临床上利用此间隙进行腰椎穿刺术。

图 1-9 腰椎上面观

图 1-10 腰椎侧面观

（4）骶骨（sacrum） 成人骶骨呈倒置三角形，由 5 块骶椎融合而成（图 1-11，图 1-12）。

骶骨底位于上方，前缘突出称**骶骨岬**，女性骶骨岬是产科测量骨盆入口大小的重要标志。侧部的外侧有**耳状面**，与髂骨的耳状面相对应，形成骶髂关节；前面凹向前下，有 4 对**骶前孔**。背侧面凸向后上，中线处有棘突融合而成的纵形**骶正中嵴**，其两侧有 4 对**骶后孔**，与骶前孔相通，其下方有形状不整齐的**骶管裂孔**，向上通**骶管**，此孔两侧有明显的突起称**骶角**，临床上以骶角为标志进行骶管麻醉。骶骨具有明显的性别差异，男性长而窄；女性短而宽，它是为了适应女性分娩的需要。

（5）尾骨（coccyx） 由 3~5 块退化的尾椎融合而成，一般 30~40 岁才融合成。尾骨形体较小，上与骶骨尖相连接，下端游离称尾骨尖。

图 1-11 骶骨、尾骨前面

图 1-12 骶骨、尾骨后面

(二)肋(ribs)

肋由肋骨和肋软骨两部分组成,共 12 对。

1.**肋骨**(costal bone) 呈细长弓状,属扁骨(图 1-13)。肋骨后端稍膨大称**肋头**;肋头外侧稍细的部分称**肋颈**,再转向前方为**肋体**,颈、体交界处的后外侧有一粗糙突起称**肋结节**。肋体长而扁,分内、外两面和上、下两缘,内面近下缘处有一浅沟称**肋沟**,肋间血管、神经行于其中,体后份的急转角称**肋角**。

2.**肋软骨**(costal cartilage) 位于各肋骨的前端,由透明软骨构成,终生不骨化。

(三)胸骨(sternum)

胸骨长而扁,位于胸前壁正中皮下,前面微凸,后面微凹(图 1-14),自上而下由**胸骨柄**、**胸骨体**和**剑突**组成。胸骨柄上部宽厚,下部窄薄,上缘中间的凹陷称**颈静脉切迹**。柄体相连处稍向前突称**胸骨角**,是确定第 2 肋的重要标志。胸骨体是长方形的扁骨板,外侧缘分别与第 2~7 肋软骨相关节。剑突薄而窄,形状变化较大,上连胸骨体,下端游离。25 岁前,胸骨三部分呈分离状态,由软骨相连结,40 岁左右,胸骨三部分完全融合为一体。

第1肋　　　　第6肋　　　　第10肋　第12肋

图 1-13　肋骨

图 1-14　胸骨

（四）躯干骨的骨性标志

1. 胸骨角 在胸骨柄下方可摸到的横行隆起。两侧平对第2肋，是计数肋骨的重要标志。

2. 颈静脉切迹 是胸骨柄上方的凹窝，其两侧为锁骨的胸骨端。

3. 肋弓 由第8～10肋软骨形成，分为左、右肋弓，居皮下，剑突两侧。是临床上触摸肝、脾的重要标志。

4. 第7颈椎棘突 低头时在颈根皮下可摸到，是确定椎骨序数和针灸取穴的标志。

5. 骶角 在骶骨背面下端的两侧，可摸到一对小突起即骶角，两骶角间为骶管裂孔，临床上可由此进行骶管神经阻滞麻醉术。

三、四肢骨

（一）上肢骨

上肢骨包括锁骨、肩胛骨、肱骨、尺骨、桡骨和手骨。

1. **锁骨**（clavicle） 位于胸廓前上部两侧，呈"～"形弯曲（图1-15），全长均可在体表摸到。锁骨分一体两端，体的上面光滑，下面粗糙，内侧2/3凸向前，呈三棱棒形，外侧1/3凸向后，呈扁平形，锁骨的外、中1/3交界处较细易骨折；内侧端粗大称**胸骨端**，有关节面与胸骨柄形成胸锁关节；外侧端扁平称**肩峰端**，有关节面与肩峰形成关节。

图1-15 锁骨

2. **肩胛骨**（scapula） 为三角形扁骨（图1-16），分为两面、三缘和三角。前面为一大而浅的窝称**肩胛下窝**；后面上方有一横位的骨嵴称**肩胛冈**，冈的外侧端较平宽称**肩峰**，为肩部最高点，冈的上、下分别称**冈上窝**和**冈下窝**。内侧缘薄而锐利，外侧缘肥厚。上缘短而薄，向前外侧伸出一曲指状突起称**喙突**。上角在内上方，平对第2肋；下角为内、外侧缘会合处，对应第7肋，体表易于摸到；外侧角膨大为一微凹朝外的关节面称**关节盂**，与肱骨头相关节。关节盂的上、下分别有**盂上结节**和**盂下结节**，有肌附着。

喙突
盂上结节
关节盂
盂下结节

上角
上缘
肩胛切迹
冈上窝
肩胛冈
冈下窝
肩胛
下窝

喙突
肩峰
关节盂
盂下结节

外侧缘
内侧
缘
外侧缘

下角

图1-16　肩胛骨

3. **肱骨**（humerus）　位于上臂,是典型长骨,分上、下两端及一体(图1-17,图1-18)。

肱骨上端呈半球形,称**肱骨头**,朝向内后上方,与肩胛骨的关节盂构成肩关节,头周围的环状浅沟称**解剖颈**,头外侧的隆起称**大结节**,前面的隆起称**小结节**,两结节间的纵沟称**结节间沟**,内有肱二头肌长头腱通过。上端与肱骨体交界处称**外科颈**,因此处易骨折而得名。

肱骨体中部外侧有较大的"V"形粗糙面称**三角肌粗隆**,是三角肌的附着处;在粗隆的后内侧有一浅沟称**桡神经沟**,桡神经沿沟通过,因此肱骨中段骨折易损伤此神经。

下端有两个关节面,内侧的形如滑车称**肱骨滑车**,与尺骨相关节;外侧的呈半球形称**肱骨小头**,与桡骨相关节;滑车和小头的前上方有一小窝称**冠突窝**,滑车的后上方有一大窝称**鹰嘴窝**。下端的两侧各有一突起,分别称**内上髁**和**外上髁**,二者在体表均易摸到,内上髁后面有**尺神经沟**,有尺神经通过。

4. **尺骨**（ulna）　位于前臂的内侧,分一体两端(图1-19,图1-20)。上端粗大,有一向前的深凹称**滑车切迹**,与肱骨滑车相关节;切迹上方的突起较大称**鹰嘴**,下方的突起较小称**冠突**;在滑车切迹的下外侧有一小关节面称**桡切迹**,与桡骨头相关节;冠突下方有一粗糙隆起称**尺骨粗隆**。尺骨下端有球形的**尺骨头**,其后内侧有向下的突起称**尺骨茎突**。

5. **桡骨**（radius）　位于前臂的外侧,分一体两端。上端细小,有圆柱形的桡骨头,头上面的关节凹与肱骨小头相关节;头下方前内侧有**桡骨粗隆**。桡骨体呈三棱柱形,内侧缘锐利称骨间缘。下端较大,外侧向下突起称**桡骨茎突**,是重要的体表标志,内侧有关节凹称**尺切迹**,与尺骨头相关节,下面有**腕关节面**,与腕骨形成桡腕关节。

6. **手骨**（bones of hand）　包括腕骨、掌骨和指骨(图1-21)。

(1)**腕骨**（carpal bones）　共8块,均属短骨,排成近远两列由桡侧向尺侧排列,近侧列依次为**手舟骨**、**月骨**、**三角骨**和**豌豆骨**;远侧列依次为**大多角骨**、**小多角骨**、**头状骨**和**钩骨**。

大结节 肱骨头
结节间沟 小结节
大结节嵴 小结节嵴

肱骨体

三角肌粗隆

冠突窝 内上髁
外上髁 尺神经沟
肱骨小头 肱骨滑车

图 1-17　肱骨前面

肱骨头 大结节
解剖颈 外科颈

桡神经沟

内上髁 鹰嘴窝
肱骨滑车 肱骨小头

图 1-18　肱骨后面

鹰嘴
滑车切迹 桡骨头
冠突 环状关节面
桡切迹
尺骨粗隆 桡骨粗隆

骨间缘

尺骨头 尺切迹
桡骨茎突

图 1-19　尺骨和桡骨前面

鹰嘴
桡骨头
桡骨颈
桡骨粗隆

骨间缘

尺切迹 尺骨头
桡骨茎突 尺骨茎突

图 1-20　尺骨和桡骨后面

（2）**掌骨**（metacarpal bones） 共 5 块，属长骨。从桡侧向尺侧，分别称为第 1～5 掌骨。

（3）**指骨**（phalanges of fingers） 共 14 块，属长骨。除拇指为 2 节外，其余均为 3 节。

远节指骨粗隆

远节指骨

中节指骨

近节指骨

指骨滑车

指骨体

指骨底

掌骨头

掌骨体

掌骨底
钩骨
头状骨
豌豆骨
三角骨

小多角骨

大多角骨

手舟骨

月骨

图 1-21 手骨

（二）下肢骨

下肢骨包括髋骨、股骨、髌骨、胫骨、腓骨和足骨。

1. **髋骨**（hip bone） 是不规则骨（图 1-22，图 1-23），由髂骨、耻骨和坐骨融合而成，三骨体融合处为一大而深的窝称**髋臼**。

（1）**髂骨**（ilium） 构成髋骨的后上部，分为**体**和**翼**两部。髂骨体构成髋臼的上 2/5，髂骨翼位于体上方，上缘肥厚弯曲成弓形称**髂嵴**，髂嵴的前后突起分别称**髂前上棘**和**髂后上棘**，二棘下方又各有一突起称**髂前下棘**和**髂后下棘**；髂嵴外缘距髂前上棘 5～7 cm 处向外有一突起称**髂结节**，它是重要的体表标志，临床上进行骨髓穿刺术常选择于此。两侧髂嵴最高点的连线，一般平对第 4 腰椎的棘突，这是确定椎骨序数的标志。髂骨翼内面平滑稍凹称**髂窝**，髂窝下界为一骨嵴称**弓状线**，窝后部上方粗糙称**髂粗隆**，其下为耳状面，与骶骨耳状面相关节。

（2）**耻骨**（pubis） 位于髋骨前下部，分体和上、下两支。耻骨体构成髋臼的前下 1/5，向前下延伸为**耻骨上支**，支的上面有一条较锐利的骨嵴称**耻骨梳**，耻骨梳向后与弓状线相连,向前终于一突起称**耻骨结节**;耻骨上支向后下移行为**耻骨下支**,下支后伸与坐骨支结合。耻骨上、下支移行处的内侧,有一椭圆形的粗糙面称**耻骨联合面**,耻骨与坐骨共同围成**闭孔**。

图 1-22 髋骨内面观

图 1-23 髋骨外面观

（3）**坐骨**（ischium）　位于髋骨后下部，分体和支。坐骨体构成髋臼的后下 2/5，体向后下延续为**坐骨支**，体后下份的粗大隆起称**坐骨结节**，是坐骨最低部，体表可以摸到。髂后下棘与坐骨结节之间有一个突起和两个切迹，突起称**坐骨棘**，坐骨棘上方切迹大而深称**坐骨大切迹**，其下方切迹小而浅称**坐骨小切迹**。

2. **股骨**（femur）　是人体最长的长骨，分为一体和两端（图 1-24，图 1-25）。上端有朝向内上方呈球状的**股骨头**，头中央稍下有一小凹称**股骨头凹**，有股骨头韧带附着。头外下缩细部分称**股骨颈**，它与体之间形成一钝角称**颈体角**，此角男性平均 132°，女性约为 127°，儿童约为 150°~160°。颈与体交界处的上外侧有粗糙隆起称**大转子**，后内侧有一隆起称**小转子**，大转子是重要的体表标志。股骨体粗壮结实，略向前弓，上端呈圆柱形，下端前后较扁。股骨体后面有纵形的骨嵴称**粗线**，粗线向上延续为粗糙的突起称**臀肌粗隆**，有臀大肌附着。下端向左右两侧膨大且向后突出形成内侧髁和外侧髁，其间有深窝称**髁间窝**，两髁侧面上方分别有较小的突起称内上髁和外上髁，是重要的体表标志。

图 1-24　股骨前面　　　　　　图 1-25　股骨后面

3. **髌骨**（patella） 是人体内最大的籽骨,略呈三角形,前面粗糙,后面光滑有关节面,与股骨髌面相关节。在膝关节前方,股四头肌腱包裹髌骨并向下延续为髌韧带。

4. **胫骨**（tibia） 是三棱形粗大的长骨(图1-26,图1-27),位于小腿内侧,对支持体重起主要作用,分为一体和两端。上端粗大,形成与股骨内、外侧髁相对应的胫骨内、外侧髁,两髁之间有向上的**髁间隆起**。外侧髁的后下方有一小关节面称**腓关节面**,与腓骨头相关节。上端与体移行处的前面有粗糙隆起称**胫骨粗隆**,体表可以摸到,其上附有韧带。胫骨体呈三棱柱形,前缘锐利,体表可以触到。下端稍膨大,内侧有一向下的突起称**内踝**。

图1-26 胫骨和腓骨前面　　　　　图1-27 胫骨和腓骨后面

5. **腓骨**（fibula） 位于小腿的后外侧,不承受体重,主要作为小腿肌的附着部位。细长,可分一体和两端。上端膨大称**腓骨头**,与胫骨相关节,头下方缩细称**腓骨颈**。体较细,内侧有骨间缘。下端膨大称**外踝**。临床上常截取一段带血管的腓骨,进行自身移植。

6. **足骨** 包括跗骨、跖骨和趾骨(图1-28)。

图 1-28　足骨

（1）**跗骨**（tarsal bones）　共 7 块，属于短骨，相当于腕骨，其排列为前、中、后三列，后列有**距骨**，与胫、腓骨形成关节，距骨下方为**跟骨**；中列为**足舟骨**，位于距骨前方偏内侧；前列由内侧向外侧，依次为**内侧楔骨**、**中间楔骨**、**外侧楔骨**和**骰骨**，三块楔骨位于足舟骨之前，骰骨位于前外侧。

（2）**跖骨**（metatarsal bones）　共 5 块，属于长骨，相当于掌骨，由内侧向外侧依次称第 1~5 跖骨。每块跖骨由近及远可分为底、体和头三部分。

（3）**趾骨**（phalanges of toes）　共 14 块，一般踇趾为 2 节，其他各趾为 3 节。

（三）四肢骨的骨性标志

1. 上肢骨的骨性标志

（1）锁骨　横于颈根部两侧的皮下，其全长均可摸到。

（2）肩峰　在锁骨外侧端的外侧，是肩部最高点，是测量上肢长度的定点标志。

（3）肩胛下角　约平对第 7 肋，是背部计数肋骨的标志。

（4）肱骨内、外上髁和尺骨鹰嘴　在肘关节两侧及后方的皮下明显突出，三者之间的位置关系，常是确定肘关节是否脱位的重要标志。

（5）尺神经沟　在肱骨内上髁的下方和尺骨鹰嘴之间，可摸到一窝，深压时，因压迫尺神经而产生前臂尺侧的麻酥感。

（6）桡、尺骨茎突　在腕部内、外侧，桡骨茎突比尺骨茎突稍低。

2. 下肢骨的骨性标志

（1）髂嵴 在腰部下方可摸到横行的隆起，两侧髂嵴最高点的连线，约平对第4腰椎棘突，临床上常作为腰椎穿刺的定位标志。

（2）髂前上棘 在髂嵴的前端，体表可明显看到，是测量骨盆的常用标志。

（3）耻骨结节 在耻骨联合的外上方可摸到。

（4）坐骨结节 为坐位时的骨性最低点，在肛门前外侧，深摸可摸到，常作为测量骨盆的标志。

（5）大转子 在大腿的外上方，当下肢前后摆动时可摸到，它与坐骨结节的连线中点，是确定坐骨神经体表投影的标志。

（6）髌骨 位于膝前皮下，明显突出。

（7）胫骨粗隆 位于胫骨上端的前面，突出明显，是髌韧带的止点，也是针灸取穴的标志。

（8）内踝、外踝 分别位于踝关节的内、外侧，居于皮下，突出明显，外踝较内踝低。

（9）跟结节 是足跟骨的突起。

四、颅骨

（一）颅的组成

颅骨（cranial bones）有23块，成人颅骨除下颌骨和舌骨游离外，其余各颅骨相互连成一个整体，对脑、感觉器官以及消化器官和呼吸器官的起始部分起保护和支持作用。按颅骨所在的部位，颅骨分为脑颅骨和面颅骨两部分（图1-29）。

1. **脑颅骨**（bones of cerebral cranium） 位于颅的后上部，共有8块，它们共同围成颅腔，容纳脑。脑颅包括：**额骨**（frontal bone）1块，突出向前；**顶骨**（parietal bone）1对，头顶两侧；**枕骨**（occipital bone）1块，突出向后；**颞骨**（temporal bone）1对，居顶骨外下方；**蝶骨**（sphenoid bone）1块，蝴蝶形，位于颅底中部；**筛骨**（ethmoid bone）1块，位于颅底前部。

2. **面颅骨**（bones of facial cranium） 位于颅的前下部分，有15块，它们构成面部支架，并围成眶、骨性鼻腔和骨性口腔，容纳视器、嗅觉和味觉器官。面颅包括：**下颌骨**（mandible）1块，有下颌牙；**上颌骨**（maxilla）1对，有上颌牙；**腭骨**（palatine）1对，位于上颌骨之后；**鼻骨**（nasal bone）1对，位于两上颌骨上部之间，构成鼻背的基础；**颧骨**（zygomatic bone）1对，位于上颌骨外上方，形成面颊部的骨性突起；**犁骨**（vomer）1块，位于鼻腔正中后下方，参与鼻中隔的形成；**下鼻甲**（inferior nasal concha）1对，位于鼻腔外侧壁下方；**泪骨**（lacrimal bone）1对，位于两眶内侧壁；**舌骨**（hyoid bone）1块，游离于喉上方的舌肌群中。

图 1-29　颅的侧面

（二）游离颅骨

1. **下颌骨**（mandible）　呈蹄铁形，分为中部的**下颌体**及两侧的**下颌支**，二者相交于下**颌角**（图 1-30）。下颌体上缘为牙槽弓，有容纳牙根的牙槽。下颌体前外侧有一对**颏孔**，体后正中有突起称颏棘。下颌支向上有两个突起，前方尖锐称**冠突**，后方宽大称**髁突**，髁突上端膨大称**下颌头**，其下方缩细称**下颌颈**。下颌支内面中央有一开口向后上的**下颌孔**，向下经下颌管通颏孔。

图 1-30　下颌骨

2. **舌骨**（hyoid bone） 呈"U"形,位于喉上方,借肌连于下颌骨及颅底(图1-31)。其中部称为**舌骨体**,自体向后伸出一对**大角**,体与大角结合处向上伸出一对**小角**。

图1-31 舌骨

(三)颅的整体观

1. **颅的上面观** 颅的上面称**颅顶**（calvaria）,由顶骨、额骨及部分颞骨和枕骨构成。额骨与顶骨之间有**冠状缝**,两顶骨之间有**矢状缝**,顶骨与枕骨之间有**人字缝**相连结。

2. **颅的侧面观** 中部有**外耳门**,向内通外耳道。外耳门前方有一"骨桥"称**颧弓**,外耳门后下方有一突起称**乳突**,二者均可在体表摸到。颧弓内上方有一大而浅的凹陷称**颞窝**,窝内侧面的前下部有额骨、顶骨、颞骨和蝶骨大翼四骨相交而成的"H"形缝称为**翼点**,此处骨质薄弱,其有脑膜中动脉分支经过,骨折时,易引起颅内出血,形成硬膜外血肿,可压迫脑组织。颞窝下方的深窝称**颞下窝**,内有三角形间隙称**翼腭窝**,它是鼻腔、眶腔、口腔和颅腔的交通"要道"。

3. **颅的前面观** 上部两侧有一对弓形隆起称**眉弓**,眉弓的外下方有一对腔称眶,眶的内下方为**骨性鼻腔**,骨性鼻腔的下方是不完整的骨性口腔(图1-32)。

(1)**眶**（orbit） 容纳眼球及附属结构。眶口略呈四边形,上、下缘分别称**眶上缘**和**眶下缘**,眶上缘的内、中1/3交界处有一**眶上切迹**或**眶上孔**,眶下缘的中点下方有**眶下孔**,分别有同名血管和神经通过。眶尖朝向后内,有一圆孔称**视神经管**,通入颅中窝。眶有四个壁:上壁与颅前窝相邻,其前外侧面有一深窝称**泪腺窝**,容纳泪腺;下壁中部有**眶下沟**,向前导入眶下管通眶下孔;内侧壁最薄,其前下部有**泪囊窝**,容纳泪囊,此窝向下经**鼻泪管**通向鼻腔;外侧壁较厚。上壁与外侧壁间的后份有**眶上裂**,通颅中窝;下壁与外侧壁间的后份有**眶下裂**,通颞下窝,眶上裂和眶下裂内裂均有血管和神经经过。

(2)**骨性鼻腔**（bony nasal cavity） 位于面颅中央,上至颅底,下邻口腔。内有正中矢状位的骨性鼻中隔将其分为左、右两部分。**骨性鼻中隔**由筛骨垂直板和**犁骨**构成。左、右鼻腔共同的前口称梨状孔;后口有两个称鼻后孔,通向鼻咽部。每侧鼻腔的外侧壁自上而下有3个向下弯曲的骨片,分别称**上鼻甲**、**中鼻甲**和**下鼻甲**,鼻甲的下方都有相应的鼻道,分别称**上鼻道**、**中鼻道**和**下鼻道**(图1-33)。上鼻甲的后上方与蝶骨体之间有一浅窝称**蝶筛隐窝**。下鼻道有鼻泪管开口。

顶骨

额骨

眉弓

颞骨

鼻骨

泪骨

颧骨

犁骨

上颌骨

下颌骨

眶上孔

蝶骨

视神经管

眶上裂

眶下裂

眶下孔

下鼻甲

下颌角

颏孔

图 1-32　颅的前面

（3）**鼻旁窦**（paranasal sinuses）　又称**副鼻窦**或**鼻窦**，是位于上颌骨、额骨、蝶骨和筛骨内的含气空腔，包括上颌窦、额窦、蝶窦和筛窦，都位于鼻腔周围，并开口于鼻腔。**上颌窦**容积最大，窦口高于窦底，人体直立时不宜引流，开口于中鼻道；**额窦**位于眉弓深面，左右各一，窦口向下开口于中鼻道；**蝶窦**位于蝶骨体内，由骨板分为两腔，向前开口于蝶筛隐窝；**筛窦**是筛骨内蜂窝状小房的总称，分前、中、后三群，前、中群开口于中鼻道，后群开口于上鼻道。鼻旁窦对发音共鸣、减轻颅骨重量有一定作用。

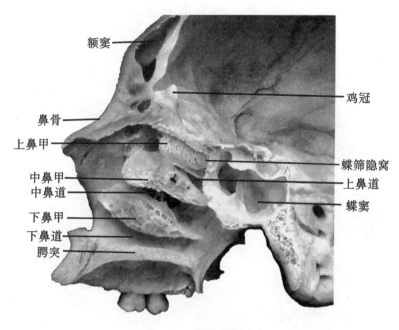

额窦

鸡冠

鼻骨

上鼻甲

蝶筛隐窝

中鼻甲

上鼻道

中鼻道

蝶窦

下鼻甲

下鼻道

腭突

图 1-33　鼻腔的外侧壁

（4）**骨性口腔**（bony oral cavity）　由上颌骨、腭骨和下颌骨围成。顶为骨腭，前壁及外侧壁由上、下颌骨的牙槽和牙齿构成。底缺如，由软组织封闭。

4. 颅底内面观　凹凸不平，前部最高，后部最低，由前向后呈三级阶梯状的三个窝，分别称颅前窝、颅中窝和颅后窝（图 1-34）。

（1）**颅前窝**　由额骨、筛骨、蝶骨的部分构成。窝底正中有一向上突起称**鸡冠**，其两侧的水平骨板称**筛板**，板上有许多小孔称**筛孔**，通鼻腔。

（2）**颅中窝**　由蝶骨、颞骨的部分构成。中央有马鞍形的结构称**蝶鞍**，鞍的正中有**垂体窝**，容纳垂体，窝前是横行的交叉前沟，此沟向两侧通向视神经管，窝后的横位隆起称**鞍背**，垂体窝和鞍背合称**蝶鞍**，其两侧有浅沟称**颈动脉沟**，此沟向前通眶上裂，向后通**破裂孔**，续于颞骨岩部内的**颈动脉管**。在蝶鞍两侧，由前向后外依次排列有**圆孔、卵圆孔**和**棘孔**。卵圆孔和棘孔的后方骨突为**颞骨岩部**，呈三棱锥状，岩部外侧较平坦称**鼓室盖**，为中耳鼓室的上壁。

图1-34　颅底内面观

（3）**颅后窝**　此窝位置最低,由枕骨和颞骨岩部构成。中央有**枕骨大孔**,孔前外侧缘有舌下神经管的内口,孔前上方的平坦斜面称**斜坡**,孔后上方的十字隆起称**枕内隆凸**,由此凸向上的浅沟延伸为**上矢状窦沟**,向两侧续于**横窦沟**,转向前下弯曲的沟称乙状窦沟,再经**颈静脉孔**出颅。颅后窝的前外侧,颞骨岩部后面中央有一开口称**内耳门**,通内耳道。

5.颅底外面观　高低不平,孔裂甚多。后部正中有枕骨大孔（图1-35）,其正后方的突起称**枕外隆凸**。枕骨大孔两侧有椭圆形关节面称**枕髁**,与寰椎形成关节。髁前有一边缘不整齐的孔称**破裂孔**,髁的前外侧有颈静脉孔。在颈静脉孔前方有**颈动脉管外口**,向前内侧通颈动脉管续于破裂孔。枕髁外侧有明显骨突称**乳突**,其前内侧有细长的**茎突**,二突间有一小孔称**茎乳孔**,向内通面神经管。枕髁根部有一向前外方的开口称**舌下神经管外口**。茎突前外侧有明显的关节窝称**下颌窝**,窝前的横行突起称**关节结节**。颅底外面前部上颌牙齿围绕的部分称**骨腭**,其前部正中有一小孔称**切牙孔**,腭后部两侧有**腭大孔**。

切牙孔　腭正中缝　鼻后孔

腭横缝　翼突内侧板

水平板　翼突外侧板

腭大孔　关节结节

犁骨　下颌窝

翼突窝　咽结节

卵圆孔

棘孔　茎乳孔

破裂孔　枕髁

颈动脉管外口　枕骨大孔

茎突　枕外嵴

颈静脉窝

乳突　枕外隆凸

乳突切迹

下项线

图 1-35　颅底外面观

临床应用：颅底骨折

　　颅底骨折按其发生部位分为颅前窝、颅中窝、颅后窝骨折。颅前窝骨折常累及额骨眶板和筛骨，引起的出血可经鼻孔流出；或流进眶内，眶周皮下及球结合膜下形成瘀血斑，称之"熊猫眼"征。骨折处脑膜破裂时，脑脊液可经额窦或筛窦由前鼻孔流出，称为脑脊液鼻漏。筛板及视神经管骨折可引起嗅神经和视神经损伤。颅中窝骨折常累及颞骨岩部，脑膜和骨膜均破裂时，脑脊液经中耳由鼓膜裂孔流出形成脑脊液耳漏。颅后窝骨折累及颞骨岩部后外侧时，多在伤后 2～3 d 出现乳突部皮下瘀血。颅底骨折处理原则：单纯性骨折无须特殊治疗，主要观察有无脑损伤、处理脑脊液漏及脑神经损伤等并发症。当合并脑脊液漏时，须防止颅内感染，禁忌填塞或冲洗，禁忌腰椎穿刺。取头高体位休息，尽量避免用力咳嗽、打喷嚏和擤鼻涕。多数漏口在伤后 1～2 周内愈合。超过四周仍未停止漏液者，可考虑手术。

6.新生儿颅的特征及其生后的变化　由于胎儿脑及感觉器官发育较早,所以新生儿颅脑颅大于面颅(图1-36)。到成年期,由于牙齿和鼻窦的发育,使面颅迅速扩大。老年人骨质因吸收变薄,牙齿磨损脱落,面颅再次变小。新生儿颅顶各骨间的缝隙较大,由结缔组织膜封闭,缝隙交接处的膜称**囟**,其中有较大的**前囟**和**后囟**,二者分别位于矢状缝的前和后。前囟一般于一岁半左右闭合,后囟于生后不久即闭合。前囟闭合的早晚可作为婴儿发育的标志和颅内压力变化的测试窗口。新生儿颅盖只有一层骨板,一般于4岁开始逐渐分内、外两层,其间夹有松质称**板障**。

侧面观　　　　　　　　　　　　　上面观

图1-36　新生儿颅

第二节　骨连结

一、概述

骨与骨之间的连结装置称**骨连结**(articulation)。按照骨连结的方式和功能不同,可分为直接连结和间接连结两种。

(一)直接连结

骨与骨之间借致密结缔组织、软骨或骨直接相连,其间没有腔隙(图1-37)。这类连结,运动性能很小或完全不能运动。**纤维连结**(fibrous joint)是骨与骨之间借致密结缔组织直接相连称纤维连结,如颅骨间的缝,几乎不能活动。**软骨连结**(cartilaginous joint)是骨与骨之间借软骨组织直接相连称软骨连结,多见于幼年时期。随着年龄的增长,到一定年龄有些软骨组织发生骨化,骨与骨之间融合在一起,软骨连结则转变成骨性结合(synostosis),如骶椎之间的骨性融合、颅骨缝的骨化等。

(二)间接连结

间接连结又称**滑膜关节**(synovial joint),简称**关节**(joint),骨与骨之间借膜性的结缔组织囊互相连接而成,囊内有腔隙(图1-38),具有较大的活动性,是骨连结的主要方式。

图1-37 骨的纤维连结和软骨连结　　　图1-38 关节的基本结构

1. 关节的基本结构　关节的基本结构包括关节面、关节囊和关节腔。

(1)**关节面**(articular surface)　是构成关节各骨的相对面,表面无骨膜,覆盖一层透明软骨称关节软骨,其表面光滑,有弹性,可减少运动时的摩擦,并有缓冲作用。

(2)**关节囊**(articular capsule)　为包绕关节周围的结缔组织膜性囊,分为内、外两层。外层为**纤维层**,由致密结缔组织构成,厚而坚韧,两端附着于关节面周缘,并与骨膜相延续。内层为**滑膜层**,由疏松结缔组织构成,薄而光滑,内衬于纤维层内面,两端附着于关节软骨周缘。滑膜有丰富的血管网,可分泌**滑液**,具有减少摩擦和营养作用。

(3)**关节腔**(articular cavity)　是由关节软骨和关节囊滑膜共同围成的密闭腔隙,在正常状态下腔内含少量滑液,有润滑关节、减少摩擦的作用。关节腔内为负压,对维持关节稳固性有一定的作用。

2. 关节的辅助结构　有些关节除具备上述基本结构外,还有一些辅助结构,以增加关节的稳固性和灵活性。

(1)**韧带**(ligaments)　是连于两骨间的致密结缔组织束,分**囊内韧带**和**囊外韧带**。囊内韧带位于关节囊内,如膝关节内的交叉韧带;囊外韧带位于关节囊外,如髋关节的髂股韧带;有的是关节周围肌腱的延续,如髌韧带。对关节起加固和限制其过度活动作用。

(2)**关节盘**(articular disc)　是垫于两骨关节面之间的纤维软骨板,中央稍薄,周缘略厚,使两骨关节面更为合适,并增加了运动形式和范围。关节盘既增加了关节的稳固性和灵活性,又减少了冲击和震荡。膝关节的关节盘呈半月形称关节半月板。

(3)**关节唇**(articular labrum)　是附着于关节窝周缘的纤维软骨环,可加深关节窝,增大关节面,增加关节的稳固性。

3.关节的运动形式

(1)**屈和伸** 是围绕冠状轴进行的运动。两骨互相靠拢为屈,反之为伸。

(2)**内收和外展** 是围绕矢状轴进行的运动。向正中矢状面靠拢为内收,反之为外展。

(3)**旋转** 是围绕垂直轴进行的运动。骨的前面转向内侧称**旋内**,反之称**旋外**。在前臂则称旋前和旋后,手背转向前方称**旋前**,反之成**旋后**。

(4)**环转** 骨的近端在原位转动,远端作圆周运动,整个骨的运动轨迹是一圆锥形。这实际上是矢状轴和冠状轴连续变换,屈、收、伸、展四种形式不断转换的连续动作。

二、躯干骨连结

躯干骨借助骨连结构成脊柱和胸廓。

(一)脊柱

1.**脊柱的连结** 椎体间借椎间盘、前纵韧带和后纵韧带相连结(图1-39)。椎弓间主要是依靠韧带和关节相连结。此外,寰椎侧块与枕髁构成寰枕关节,寰椎和枢椎构成寰枢关节。

图1-39 椎骨间的连结

棘突——椎间盘
椎间孔——椎体
黄韧带——后纵韧带
棘间韧带——前纵韧带
——髓核
——纤维环
棘上韧带——
——肋头关节

(1)**椎间盘**(intervertebral disc) 是连结相邻两个椎体间的纤维软骨盘,由**髓核**和**纤维环**两部分构成。髓核位于椎间盘的中央稍偏后,是柔软富有弹性的胶状物。纤维环环绕在髓核周围,由数层同心圆排列的纤维软骨环构成,质坚韧,其前部较宽,后部较窄,牢固连结相邻椎体,并保护和限制髓核向外膨出。因此,整个椎间盘既坚韧又富有弹性,除对椎体起连结作用外,还可缓冲震荡,并保证脊柱能向各个方向运动。椎间盘厚薄不一,腰部最厚,颈部次之,中胸部最薄,故脊柱腰部活动度最大,损伤最多。当椎间盘纤维环破裂时,髓核容易向后外侧脱出,突入椎管或椎间孔,压迫脊髓或脊神经根,产生相应的临床症状称**椎间盘突出症**。

(2)**韧带** ①**前纵韧带**(anterior longitudinal ligament)是紧密附着于所有椎体及椎间盘前面的扁带状、坚固的纤维束,有限制脊柱过度后伸的作用。②**后纵韧带**(posterior longitudinal ligament)为附着于所有椎体及椎间盘后面的纵长韧带,并形成椎管的前壁,有限制脊柱过度前屈的作用。③**黄韧带**(ligamenta flava)为连结相邻椎弓板间的短韧带,与椎弓板共同构成椎管后壁。它由黄色的弹性纤维构成,坚韧有弹性,有限制脊柱过度前屈的作用。④**棘间韧带**(interspinal ligaments)为连结相邻棘突间的短韧带,前接黄韧带,后接棘上韧带,具有限制脊柱过度前屈的作用。⑤**棘上韧带**(supraspinal ligament)为附着于各棘突末端的纵长韧带,也有限制脊柱过度前屈的作用。

(3)**关节突关节**(zygapophysial joints) 是相邻椎骨的上、下关节突构成的联合关节。

(4)**寰枕关节和寰枢关节** 寰枕关节由寰椎侧块上的上关节凹与枕髁构成,属于联合关节,可使头前俯、后仰和侧屈。寰枢关节包括寰枢外侧关节和寰枢正中关节,三个关节联合运动可使头左右旋转。

临床应用:椎间盘突出症

腰椎间盘突出症是脊柱外科常见病,其主要病因是椎间盘组织在退变、老化等内因基础上,再遇扭伤、劳损、受寒等外因,使纤维环破裂、松弛,髓核突出于椎管或椎间孔,刺激或压迫脊神经根所表现的一种综合征。主要症状表现为腰疼、坐骨神经疼或股神经疼等。由病史结合体征和辅助检查(CT 和 MRI)并不难诊断。治疗关键是解除神经刺激或压迫,消除神经炎症,促进神经修复和腰椎功能恢复。治疗方法有手术疗法、非手术疗法和介入疗法,应因人而异、因病而异,不能用一种疗法治疗所有患者。

2. 脊柱的整体观 脊柱(vertebral column)(图1-40)因年龄、性别和发育不同而有差异。成年男性脊柱长约70 cm,女性约为60 cm,椎间盘总厚度占脊柱总长度的1/4。

(1)**脊柱前面观** 可见椎体的宽度自上而下逐渐增大,到骶骨上端最为宽大,这与承重逐渐增加有关,并可见前纵韧带纵贯脊柱全长。

(2)**脊柱后面观** 可见棘上韧带纵贯脊柱全长;棘突纵列成一条直线,各部棘突形态各异。颈椎棘突短,末端分叉,但隆椎棘突长而突出;胸椎棘突长,斜向后下方,并呈叠瓦状排列;腰椎棘突呈板状,水平向后伸,棘突间隙较宽。

(3)**脊柱侧面观** 可见脊柱有4个生理弯曲,即颈曲和腰曲凸向前,是生后发育过程中,随着抬头和坐立而形成;胸曲和骶曲凸向后,在胚胎时期已形成。脊柱的生理弯曲增大了脊柱的弹性,利于维持身体平衡及缓冲重力和反弹力。

颈椎

胸椎

腰椎

骶骨

颈椎

胸椎

腰椎

骶骨

尾骨

图 1-40　脊柱的整体观

3. **脊柱的功能** 脊柱具有支持体重、传递重力和缓冲震动的作用；具有保护脊髓和内脏器官的作用；并具有多种运动功能。

（二）胸廓

1. 胸廓的连结

（1）肋椎连结 肋后端与胸椎之间形成**肋椎关节**。

（2）**肋前端的连结** 第1~7肋前端直接与胸骨侧缘相连，其中第1肋与胸骨柄构成直接连结，第2~7肋与胸骨体构成胸肋关节；第8~10肋前端借肋软骨与上位的肋软骨依次相连形成**肋弓**；第11~12肋前端游离于腹壁肌中称**浮肋**（图1-41）。

图1-41 胸廓

2. **胸廓的整体观** 成人胸廓（thoracic cage）呈前后略扁的圆锥形。胸廓上口较小，由第1胸椎体、第1肋和胸骨柄上缘围成，是颈部与胸腔之间的通道。胸廓下口较大，由第12胸椎体、第12肋和11肋前端、肋弓和剑突围成。相邻两肋之间的间隙称**肋间隙**，共11对。两侧肋弓之间的夹角称**胸骨下角**（也称腹上角）。

胸廓的形状和大小与年龄、性别、体形、健康状况等因素有关。新生儿的胸廓呈桶状；老年人的胸廓则扁长；成年女性的胸廓短而圆。佝偻病患儿的胸廓前后径大，胸、肋骨向前突出，称"鸡胸"。肺气肿患者的胸廓各个径线都增大，形成"桶状胸"。

3. **胸廓的功能** 胸廓对胸腔内器官除具有保护和支持作用外，主要参与呼吸运动。吸气时，在肌的作用下，肋前端上提，胸骨抬高并前移，肋体向外扩展，胸廓前后径和横径都增大，胸腔容积扩大，肺被动扩张，气体吸入；呼气时则相反。

临床应用：鸡胸、桶状胸

鸡胸是指胸骨和肋骨向前隆起的胸廓畸形。鸡胸的患者胸、肋骨向前突，使胸廓前后径加大，胸廓容积缩小，肺发育受限导致呼吸幅度减弱，运动耐受力差，抵抗力低下。除畸形本身对患者呼吸和循环功能造成损害之外，对患者造成的精神负担和性格影响也不应忽视。桶状胸是指廓前后径增加，有时与左右径几乎相等，就像"圆桶状"，故称为"桶状胸"。表现为肋间隙增宽饱满，腹上角增大。"桶状胸"一般是由于肺内气体含量过多所致，比如肺气肿、支气管哮喘急性发作以及长期大量吸烟均可导致此类表现，亦可见于老年人或矮胖体型者。

三、四肢骨的连结

（一）上肢骨的连结

1. **胸锁关节**（sternoclavicular joint）　由胸骨的锁切迹与锁骨的胸骨端构成，关节囊坚韧，并有韧带加强，囊内有关节盘。此关节可使锁骨外侧端小幅度运动。

2. **肩锁关节**（acromioclavicular joint）　由肩胛骨的肩峰与锁骨的肩峰端构成。

3. **肩关节**（shoulder joint）　由肱骨头与肩胛骨的关节盂构成（图1-42）。关节盂小而浅，边缘附有盂唇；关节囊薄而松弛，囊内有肱二头肌长头腱通过；关节囊外有韧带及肌腱加强其稳固性，唯有囊下部无韧带和肌加强，最为薄弱，故肩关节脱位时，肱骨头常从下部脱出，脱向前下方，表现为方肩畸形。

图1-42　肩关节冠状切面观

肩关节是全身运动幅度最大、运动形式最多、最灵活的关节,可作屈、伸、内收、外展、旋内、旋外和环转运动。

4. **肘关节**(elbow joint)　由肱骨下端与尺骨、桡骨上端构成(图1-43),包括三个关节:①**肱尺关节**,由肱骨滑车与尺骨的滑车切迹所构成。②**肱桡关节**,由肱骨小头与桡骨上关节凹所构成。③**桡尺近侧关节**,由桡骨头环状关节面与尺骨桡切迹构成。三个关节包在一个关节囊内;关节囊的前、后部薄而松弛,后部最为薄弱,故肘关节脱位时,常见桡、尺二骨向后脱位;关节囊两侧壁厚而紧张,并有**尺侧副韧带**和**桡侧副韧带**加强。此外,环绕在桡骨环状关节面周围的有**桡骨环状韧带**,可防止桡骨头突出。幼儿的桡骨头发育不全,桡骨环状韧带较宽松,在前臂伸直位受到猛力牵拉时,有可能发生桡骨头半脱位。

肘关节可作屈、伸运动。当肘关节伸直时,肱骨内、外上髁与尺骨鹰嘴三点位于一条直线上;当肘关节90°时,以上三点的连线组成一等腰三角形。肘关节脱位时,三点的位置关系便发生改变。

图1-43　肘关节冠状切面

5. **尺桡骨连结**　前臂的尺骨和桡骨借桡尺近侧关节、前臂骨间膜、桡尺远侧关节相连。桡尺近侧关节和桡尺远侧关节是联合关节,可使前臂旋前和旋后。

临床应用:桡骨小头半脱位

桡骨小头半脱位是婴幼儿常见的肘部损伤之一,发病年龄1~5岁,其中2~3岁发病率最高,日常生活中大人牵拉小儿胳膊上下台阶时最易发生。5岁以下小儿桡骨头未发育好,桡骨颈部的环状韧带只是一片薄弱的纤维膜。一旦前臂被牵拉或提拉,桡骨头即向远端滑移,恢复原位时环状韧带的上半部来不及退缩,卡压在肱桡关节内,形成桡骨小头半脱位。临床表现为患儿哭闹,常有被牵拉史,诉肘部疼痛,不肯用该手取物和活动肘部。

6. 手关节 手关节包括桡腕关节、腕骨间关节、腕掌关节、掌指关节、指骨间关节。

(1)**桡腕关节**(radiocarpal joint) 又称**腕关节**(wrist joint),由手舟骨、月骨和三角骨近侧的关节面共同组成关节头,与桡骨腕关节面和尺骨头下方关节盘共同构成的关节窝组成。关节囊松弛,周围有韧带加强,可作屈、伸、收、展、环转运动。

(2)**腕骨间关节**(intercarpal joints) 是相邻各腕骨之间构成的微动关节。

(3)**腕掌关节**(carpometacarpal joints) 由远侧列腕骨与5块掌骨底构成。其中拇指腕掌关节的关节囊松弛,运动灵活,可作屈、伸、收、展、环转、对掌等运动。对掌是拇指与其他各指的掌面相对,是手握持工具和捏取物品时所必需的动作,是人类特有的功能。其他腕掌关节活动范围较小。

(4)**掌指关节**(metacarpophalangeal joints) 由掌骨头与近节指骨底构成,共5个,可作屈、收、展、环转等运动。指的收、展以中指为准,靠近中指为收,远离中指为展。

(5)**指骨间关节**(interphalangeal joints) 由上一节指骨滑车与下一节指骨底构成,只能作屈、伸运动。

(二)下肢骨的连结

1. 骨盆(pelvis) 由骶骨、尾骨和左右髋骨及其间的骨连接构成。骨盆各骨间主要靠骶髂关节以及韧带连结。

(1)**骶髂关节**(sacroiliac joint) 由骶骨与髂骨的耳状面构成。关节面对合紧密,关节囊紧张,周围有强厚韧带加强,连结牢固,活动性甚微。

(2)**骶骨与坐骨间韧带** ①**骶结节韧带**从骶、尾骨侧缘连至坐骨结节,呈扇形;②**骶棘韧带**位于骶结节韧带前方,从骶、尾骨侧缘连至坐骨棘,呈三角形。这两条韧带与坐骨大切迹围成**坐骨大孔**,与坐骨小切迹围成**坐骨小孔**(图1-44)。

(3)**耻骨联合**(pubic symphysis) 由两侧耻骨联合面借耻骨间盘连结而成,间盘内有一矢状位裂隙。女性耻骨间盘较厚,裂隙较宽,分娩时稍分离,有利于胎儿的娩出。

在骨盆,由骶骨岬经两侧弓状线、耻骨梳、耻骨结节、耻骨嵴至耻骨联合上缘连成的环形线称**界线**。骨盆以界线为界分为上部的**大骨盆**和下部的**小骨盆**。大骨盆较宽大,向前开放,参与腹腔的构成。小骨盆的上口称骨盆上口,由界线围成;骨盆下口由尾骨尖、骶结节韧带、坐骨结节、坐骨支、耻骨支和耻骨联合下缘围成。两侧耻骨下支之间的夹角称**耻骨下角**。骨盆上、下口之间的小骨盆内腔称**骨盆腔**。平常所说骨盆即指小骨盆。

左侧标注：
骶髂后韧带
坐骨大孔
尾骨
坐骨结节

右侧标注：
髂腰韧带
骶后孔
骶结节韧带
闭孔

图 1-44 骨盆各骨间的连结(后面)

骨盆具有承受、传递重力和保护盆内器官的作用,女性骨盆还是胎儿娩出的产道是胎儿娩出的产道。成年女性的骨盆,由于在功能上与妊娠和分娩相适应,所以在形态上与男性骨盆存在明显差异(表1-1)。

表 1-1 骨盆的性别差异

骨盆要点	男性	女性
骨盆形状	窄而长	宽而短
骨盆上口	心形	椭圆形
骨盆下口	狭小	宽大
骨盆腔	漏斗形	圆桶形
耻骨下角	70°～75°	90°～100°
骶骨	窄长、曲度大	宽短、曲度小
骶骨岬	突出明显	突出不明显

2. **髋关节**(hip joint) 由髋臼与股骨头构成(图1-45)。髋臼深,其周缘附有髋臼唇,关节囊厚而坚韧。股骨颈的前面全部包在关节囊内,后面仅内侧2/3包在囊内,外侧1/3露于囊外,所以股骨颈骨折分囊内骨折和囊外骨折。关节囊周围有韧带加强,以其前方的髂股韧带最为强厚,它起自髂前上棘,止于转子间线,可加强关节囊前部,并限制髋关节过伸。髋关节关节囊后下部较为薄弱,髋关节发生脱位时,股骨头大多脱向后下方。

关节囊内有股骨头韧带,它连于股骨头凹与髋臼之间,内含营养股骨头的血管。

髋关节可作屈、伸、收、展、旋内、旋外和环转运动,其运动幅度远不及肩关节,但稳固性较大,以适应下肢负重行走的功能。

图 1-45　髋关节冠状切面

3. 膝关节(knee joint)　为人体最大、最复杂的关节,由股骨下端、胫骨上端和髌骨构成。关节囊宽阔而松弛;其前方有股四头肌腱及其延续而成的髌韧带,此韧带厚而坚韧,从髌骨下缘止于胫骨粗隆;关节囊两侧分别有胫侧副韧带和腓侧副韧带;关节囊内有**前交叉韧带和后交叉韧带**,可防止胫骨向前和向后移动。

临床应用:膝关节损伤

膝关节损伤常见于体育运动中的接触性或非接触性损伤,包括膝关节半月板损伤、膝关节韧带损伤、髌骨脱位、肌腱断裂等一系列损伤性疾病。膝关节半月板损伤患者多见于膝关节突然旋转、跳起落地时扭伤,或有多次膝关节扭伤、肿痛病史。损伤时患膝内有撕裂感。随即关节疼痛、肿胀,关节内积血。一般为关节一侧或后方痛,位置较固定。部分患者会发生关节交锁(伸屈障碍)、不稳或滑落感(俗称打软腿),在上、下楼梯时明显。半月板损伤有时会合并膝关节交叉韧带、侧副韧带损伤,当合并韧带伤时,可能会有关节不稳的表现。膝关节韧带损伤常常合并膝关节半月板损伤,MRI 检查可以帮助诊断。

在关节腔内,股骨与胫骨相对关节面之间垫有两块纤维软骨板,分别称内侧半月板和外侧半月板(图1-46)。内侧半月板较大,呈"C"形;外侧半月板较小,呈"O"形。半月板外缘厚,与关节囊相连,内缘薄而游离。半月板下面平坦,上面凹陷,分别与胫骨、股骨的关节面相适应,增强了关节的稳固性,还可起缓冲作用。膝关节主要作屈、伸运动,在半屈位时,还可作小幅度的旋内和旋外运动。

图1-46 膝关节半月板及前后交叉韧带

4.**胫骨和腓骨的连结** 胫骨和腓骨的连结包括三部分,上端有**胫腓关节**;两骨干之间由小腿骨间膜相连;下端借韧带相连。

5.**足关节** 足关节包括距小腿关节、跗骨间关节、跗跖关节、跖趾关节、趾骨间关节(图1-47)。

(1)**距小腿关节**(talocrural joint) 又称**踝关节**(ankle joint),由胫、腓骨下端与距骨构成。关节囊前、后部松弛,两侧有韧带加强。内侧韧带较厚,外侧韧带较薄弱,足过度内翻易引起外侧韧带扭伤。距小腿关节能作背屈(足尖向上)和跖屈(足尖向下)运动。

(2)**跗骨间关节**(intertarsal joints) 为各跗骨之间的关节,其中较重要的有距跟关节、距跟舟关节和跟骰关节。距跟关节和距跟舟关节联合运动可使足内翻。足内缘提起,足底转向内侧称内翻;足外缘提起,足底转向外侧称外翻。足内、外翻常与踝关节的跖屈、背屈协同运动,内翻常伴以跖屈,外翻常伴以背屈。距跟舟关节与跟骰关节合称**跗横关节**,其关节线呈横位的"S"形,临床上常沿此线作足的离断手术。

(3)**跗跖关节**(tarsometatarsal joints) 由3块楔骨及骰骨与5块跖骨底构成。属于微动关节。

(4)**跖趾关节**(metatarsophalangeal joints) 由跖骨头与近节趾骨底构成,可作屈、伸、收、展运动。

腓骨

胫骨

踝关节

距骨

跟骨

距跟舟关节

跟骰关节

足舟骨

骰骨

内侧楔骨

跗跖关节

图 1-47　足关节

（5）**趾骨间关节**（interphalangeal joints of foot）　同指骨间关节，只能作屈、伸运动。

足弓（arches of foot）是跗骨和跖骨借关节和韧带紧密连结而成的凸向上的弓。足弓增加了足的弹性，有利于行走和跳跃，并能缓冲震荡，还可保护足底血管、神经免受压迫。当足底的韧带、肌和腱发育不良、萎缩或损伤，便可造成足弓塌陷，足底平坦，称为平底足，影响正常功能。

四、颅骨的连结

(一) 颅骨的纤维连结和软骨连结

颅盖各骨之间，大多借结缔组织膜相连结，构成缝；颅底各骨之间则为软骨连结。随着年龄的增长，有些缝和软骨可转化成骨性结合。舌骨与颞骨茎突间借韧带连结。

(二) 颞下颌关节

颞下颌关节（temporomandibular joint）又称**下颌关节**（图 1-48），是颅骨间唯一的滑膜关节，它是由颞骨的下颌窝、关节结节与下颌头构成。关节囊松弛，前部较薄弱，外侧有韧带加强。关节囊内有椭圆形的关节盘，将关节腔分隔成上、下两部分。

颞下颌关节属于联合关节，两侧同时运动，可使上颌骨上提、下降、向前、向后和侧方运动。由于关节囊较松弛,当张口过大时,下颌头有可能向前滑脱,离开关节窝,进入颞下窝而不能退回关节窝,造成下颌关节脱位。

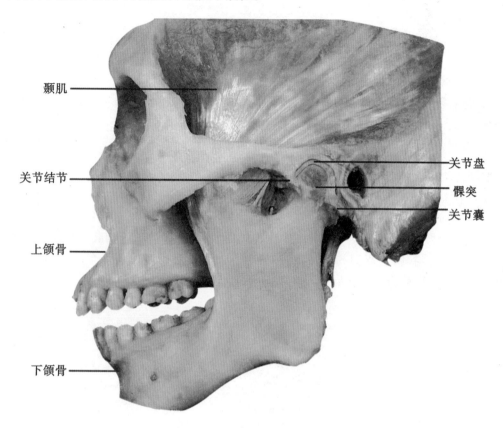

颞肌

关节结节

关节盘

髁突

关节囊

上颌骨

下颌骨

图 1-48　颞下颌关节

临床应用:颞下颌关节脱位

　　下颌骨下颌头由于外力作用或关系结构异常,使下颌头超越正常的运动限度,脱离关节凹而不能自行复位,称为颞下颌关节脱位,临床表现主要有语言不清,下颌运动失常,关节凹空虚。本病有单侧性、双侧性脱位;急性、陈旧性和复发性脱位。按下颌头脱出的方向,位置又可分为前脱位、后脱位和侧方脱位。从下颌关节的构造及其与周围的关系就可以知道,前脱位为常见。急性复发性脱位手法复位,疗效较佳。

第三节 肌

一、概述

运动系统的肌均属**骨骼肌**(skeletal muscle),全身共有 600 余块。每块肌都是一个器官,都有一定的形态、结构和功能,并有神经支配和血管营养。在神经系统的支配下,可进行随意收缩,称随意肌。如果支配肌的神经损伤,可引起肌肉瘫痪;若肌的血液供应受阻,肌则缺血坏死,长期不活动,肌肉则萎缩或退化。

(一)肌的形态与构造

1.肌的形态　根据肌的外形不同,可将其分为长肌、短肌、阔肌和轮匝肌四种(图 1-49)长肌呈长带状或梭形,收缩时可产生较大幅度的运动,多分布于四肢。短肌短小,多见于躯干深层。阔肌呈宽阔的薄片状,多见于胸、腹壁,除运动外还兼有保护内脏的作用。轮匝肌呈环状,位于裂孔周围,收缩时可关闭孔、裂。

肌腹

肌腹

腱膜

轮匝肌

肌腱

长肌(二头肌)　　　　扁肌　　　　短肌

图 1-49　肌的形态和构造

2.**肌的构造**　每块肌都由肌腹和肌腱构成。其中,肌腹主要由骨骼肌纤维组成,多位于肌的中部,色红,柔软而有收缩能力;肌腱是由平行致密的胶原纤维束构成,色白,强韧但无收缩力,多位于肌腹的两端,肌借肌腱附着于骨骼。阔肌的肌腱呈膜状,又称腱膜。

(二)肌的起止和作用

每块肌的两端均借肌腱附着于关节两侧的骨面(图 1-50),收缩时,两骨必定有一骨的位置相对固定,而另一骨作相对的移动。通常把肌在固定骨上的附着点称为起点或定点,在移动骨上的附着点称为止点或动点。固定点和移动点是相对的,在一定条件下可以互相转化。

肱二头肌收缩,肱三头肌舒张   肱三头肌收缩,肱二头肌舒张

图 1-50 肌的起止与配布

肌的作用有两种:一种是动力作用,使整个机体或某一部分产生运动,如行走、跳跃或伸手取物等;另一种是静力作用,即通过肌内少量肌纤维的轮流收缩,保持一定的肌张力,以维持身体的平衡,维持某种姿势,如站立、蹲下等。

(三)肌的配布规律和命名

肌肉配布的多少与关节的运动轴相一致,一个关节有两群肌,如肘关节,前方有屈肌后方有伸肌;两轴关节有四群肌,既有屈肌和伸肌,又有内收肌和外展肌;三轴关节则有六群肌,如肩关节,配有屈、伸、收、展、旋内和旋外肌。一个关节两群作用完全相反的肌称拮抗肌,一群肌中作用相同的肌称协同肌。

肌的名称很多,有根据肌的形状命名的,如三角肌、斜方肌等;有根据肌的位置命名的,如冈上肌、冈下肌、胫骨前肌等;有根据肌的起止点命名的,如胸锁乳突肌、肱桡肌等;有根据肌的作用命名的,如咬肌,旋后肌、竖脊肌等;有根据肌的纤维方向命名的,如腹直肌、腹横肌等;也有综合命名的,如桡侧腕长伸肌、拇长展肌、趾长屈肌等。

(四)肌的辅助结构

肌周围的结缔组织形成某些辅助结构,具有保护和协助肌活动的作用。

1.**筋膜**(fascia) 分浅、深两种(图 1-51)。

(1)**浅筋膜**(superficial fascia) 位于真皮之下,亦称**皮下筋膜**,包被身体各部,由疏

松结缔组织构成,内含浅动脉、浅静脉、皮神经、淋巴管和脂肪组织等,具有维持体温和保护深部结构的作用。

图 1-51　小腿横断面(示筋膜)

（2）**深筋膜**（deep fascia）　又称**固有筋膜**,位于浅筋膜的深面,由致密结缔组织构成,包裹肌、肌群和体壁以及血管、神经等,遍布全身且互相连续。

2. **滑膜囊**（synovial bursa）　为封闭的结缔组织小囊,形扁壁薄,内含滑液,多存在于腱与骨面接触处,以减少两者间的摩擦。

3. **腱鞘**（tendinous sheath）　手、足部的一些长肌腱,活动性大,腱鞘包套在这些长肌腱的表面,可保持腱的位置和减少运动时与骨面的摩擦。腱鞘分内、外两层（图 1-52）,外层是深筋膜增厚而成的纤维层;内部层为双层套管状的滑膜层,一层紧贴在纤维层内面称脏层,另一层内衬在腱的表面称壁层,两层的移行部称腱系膜,供应腱的血管、神经由此通过。滑膜层内含有少量滑液,使腱在鞘内能自由滑动。

图 1-52　腱鞘

临床应用：腱鞘炎

　　腱鞘包绕肌腱,将肌腱固定在骨膜上,防止肌腱弹起或向两侧滑移。若肌腱在短期内活动频繁或用力过度或慢性寒冷刺激,导致腱鞘组织发生炎性反应、纤维变性,使腱鞘变厚,引起鞘管狭窄,肌腱在鞘管内活动受到限制,而炎性反应同时引起局部疼痛的一类疾病,称为腱鞘炎。腱鞘炎是临床上最常见到的手外科疾病之一,若不治疗,便有可能发展成永久性活动不便。一些需要长期在重复劳损关节的职业如打字员、器乐演奏家等,都会引发或加重此病。常见患处有手腕、手指等位置。患者会感到关节疼痛、晨僵,通常关节晨僵的感觉在起床后最为明显,而症状并不随着活动频繁而明显缓解。受影响的关节肿胀,甚至弹响,关节活动障碍。

二、头肌

头肌分为面肌和咀嚼肌两部分。

（一）面肌

　　面肌（图1-53）肌束起自颅骨的表面或筋膜,止于皮肤,可分为环行肌和辐射肌两种,主要分布于口裂、眼裂和鼻孔的周围,收缩可牵动皮肤开大和闭合上述孔裂,产生各种不同的表情,故又称为表情肌。

　　1. **颅顶肌**　即枕额肌,阔而薄,由位于额部的额腹和枕部的枕腹以及其间的帽状腱膜构成。帽状腱膜坚韧并与头皮紧密结合,与深部的骨膜间隔以疏松结缔组织。额肌收缩时提睑扬眉,形成额纹,枕肌收缩时向后牵拉帽状腱膜。

　　2. **眼轮匝肌**　呈扁圆形,环绕眼裂周围,收缩时使眼睑闭合。

　　3. **口周围肌**　位于口裂周围,包括辐射状肌和环行肌。辐射状肌收缩时能提上唇、口角或降下唇、口角。环行肌为口轮匝肌,环绕口裂周围,收缩时使口裂闭合。

（二）咀嚼肌

咀嚼肌包括咬肌、颞肌、翼内肌和翼外肌（图1-54）,与咀嚼动作相关。

　　1. **咬肌**（masseter）　起自颧弓,止于下颌骨的咬肌粗隆。

　　2. **颞肌**（temporalis）　起自颞窝,肌束呈扇形向下会聚,经颧弓深面,止于下颌骨的冠突。

　　3. **翼内肌**（medial pterygoid）　起自蝶骨翼突,止于下颌角的内侧面。

　　4. **翼外肌**（lateral pterygoid）　起自蝶骨大翼下面和翼突,向后外方止于下颌颈。

枕额肌额腹

眼轮匝肌

提上唇肌

颧肌

口轮匝肌

提口角肌

笑肌

降口角肌

腮腺管

咬肌

降下唇肌

图 1-53   面肌

颞肌

眼轮
匝肌

二腹肌
后腹

胸锁乳
突肌

二腹肌
前腹

咬肌

颊肌

降下唇肌

降口角肌

颞肌

翼外肌

二腹肌后腹

茎突舌骨肌

翼内肌

胸锁
乳突肌

眼轮
匝肌

提上
唇肌

颧大肌

颊肌

笑肌

降下唇肌

降口角肌

二腹肌
前腹

图 1-54   咀嚼肌

三、颈肌

颈肌依其所在的位置分为颈浅肌群、舌骨肌群和颈深肌群(图1-55,图1-56)。

二腹肌后腹

斜方肌
肩胛提肌
中斜角肌
前斜角肌

颧大肌
口轮匝肌
咬肌
降下唇肌
二腹肌前腹
舌骨
肩胛舌骨肌(上腹)
胸骨舌骨肌
胸锁乳突肌

图1-55 颈侧部浅层肌

胸锁乳突肌

斜方肌

肩胛提肌
中斜角肌

后斜角肌

三角肌

咬肌

降下唇肌
降口角肌

肩胛舌骨肌
胸骨舌骨肌
胸骨甲状肌
前斜角肌

图1-56 颈侧部中层肌

（一）颈浅肌群

1.颈阔肌（platysma） 位于颈浅筋膜中,为一皮肌,薄而宽阔,起自胸大肌和三角肌表面的筋膜,向上止于口角。该肌收缩时,可拉口角向下,并使颈部皮肤出现皱褶。

2.胸锁乳突肌（sternocleidomastoid） 位于颈部的两侧,大部分被颈阔肌所覆盖,起自胸骨柄和锁骨的胸骨端,二头会合斜向后上方,止于颞骨的乳突。胸锁乳突肌的作用是:一侧胸锁乳突肌收缩使头屈向同侧,面部转向对侧;两侧同时收缩可使头后仰。

3.舌骨肌群

（1）舌骨上肌群 位于舌骨、下颌骨和颅底之间,包括二腹肌、下颌舌骨肌、颏舌骨肌和茎突舌骨肌。

（2）舌骨下肌群 位于颈前正中线两侧,覆盖于喉、气管、甲状腺的前方,依其起止,分别称为胸骨舌骨肌、肩胛舌骨肌、胸骨甲状肌和甲状舌骨肌。

舌骨上、下肌群有固定舌骨和喉或使之上、下移动,配合张口、吞咽和发音等作用。

（二）颈深肌群

颈深肌群主要有前、中、后斜角肌,它们均起自颈椎横突,前、中斜角肌止于第一肋,并与第一肋围成三角形间隙,称**斜角肌间隙**,锁骨下动脉和臂丛神经由此进入腋窝。

四、躯干肌

躯干肌包括背肌、胸肌、膈、腹肌和盆底肌。

（一）背肌

背肌分为浅、深两群,浅层多为阔肌,主要有斜方肌、背阔肌、肩胛提肌和菱形肌（图1-57）,深层主要为竖脊肌。

1.浅群肌

（1）斜方肌（trapezius） 位于项部和背上部的浅层,一侧呈三角形,两侧合并为斜方形。起自枕外隆凸、项韧带和全部胸椎棘突,肌束向外集中止于锁骨、肩峰和肩胛冈。收缩时可使肩胛骨向脊柱靠拢。

（2）背阔肌（latissimus dorsi） 为全身最大的阔肌,位于背下部、腰部和胸侧壁。起自第6胸椎以下的全部椎骨棘突和髂嵴的后部,肌束向外上方集中,止于肱骨小结节嵴,收缩时使臂内收、内旋和后伸。当上肢上举固定时,可上提躯干。

（3）肩胛提肌（levator scapulae） 位于斜方肌的深面,呈带状,收缩时上提肩胛骨。

（4）菱形肌（rhomboideus） 位于斜方肌中部深面,菱形,收缩时牵拉肩胛骨移向内上方。

2.深群肌 主要为竖脊肌（erector spinae）,又称骶棘肌,起自骶骨背面和髂嵴后份,向上分出多条肌束分别止于椎骨、肋骨和枕骨。竖脊肌是维持人体直立的重要肌,收缩时使脊柱后伸。

胸腰筋膜（thoracolumbar fascia）包绕竖脊肌,形成该肌的鞘,分前、后两层,后层在腰部显著增厚,并与背阔肌起始处腱膜紧密结合。

图 1-57　背部肌

（二）胸肌

　　胸肌分两部分，一部分起自胸廓，止于上肢骨，收缩时运动上肢，称为胸上肢肌（图1-58）；另一部分起、止点均在胸廓，收缩时运动胸廓，称为胸固有肌（图1-59）。

三角肌

胸大肌

乳头

前锯肌

胸小肌

肋间外肌

腹外斜肌

图 1-58　胸上肢肌

肩胛下肌

肋间外肌

前锯肌

肋间内肌

图 1-59　胸固有肌

1. 胸上肢肌

（1）**胸大肌**（pectoralis major） 位于胸壁浅层，起自锁骨、胸骨和上 6 个肋软骨，肌束向外上集中，止于肱骨大结节下方。收缩时可使肩关节内收、旋内和前屈。当上肢固定时，可上提躯干，并协助吸气。

（2）**胸小肌**（pectoralis minor） 位于胸大肌的深面，起自第 3～5 肋，止于肩胛骨喙突。收缩时拉肩胛骨向前下方。

（3）**前锯肌**（serratus anterior） 位于胸廓侧壁，起于 1～8 肋，肌束行向后上方，止于肩胛骨的内侧缘和下角。收缩时拉肩胛骨向前，其下部肌束可使肩胛骨下角外旋，助臂上举。

2. **胸固有肌** 位于肋间隙内，包括肋间外肌和肋间内肌。

（1）**肋间外肌** 位于浅层，起于肋骨下缘，肌束斜向前下，止于下一位肋骨上缘。

（2）**肋间内肌** 位于肋间外肌的深面，起于下位肋骨上缘，肌束斜向前上，止于上一位肋骨下缘。

肋间肌是呼吸肌。其中肋间外肌收缩，提肋助吸气；肋间内肌收缩，降肋助呼气。

（三）膈

膈（diaphragma）（图 1-60）为向上膨隆呈穹隆形的阔肌，位于胸腹腔之间，构成胸腔的底和腹腔的顶。其周围部为肌质，起点分为胸骨部、肋部和腰部。胸骨部起自剑突后面；肋部起自第 7～12 肋内面；腰部以左、右两个膈脚起自第 2～3 腰椎体前面。中央部为腱膜，称为中心腱。肌纤维向中央集中，止于中心腱。

图 1-60 膈

膈有三个裂孔：在第 12 胸椎前方有主动脉裂孔，内有主动脉和胸导管通过；约平第 10 胸椎水平有食管裂孔，内有食管和迷走神经通过；在中心腱上约平第 8 胸椎水平有腔静脉孔，内有下腔静脉通过。

膈是主要的呼吸肌。收缩时，膈穹隆下降胸腔容积扩大，助吸气；舒张时，膈穹隆上升恢复原位，胸腔容积缩小，助呼气。膈与腹肌同时收缩，则能增加腹压，以协助排便、呕吐及分娩等活动。

（四）腹肌

腹肌参与构成腹腔的前壁、侧壁和后壁，分为前外侧群和后群（图1-61）。

白线

腹外斜肌

腹直肌鞘

腹外斜肌腱膜

腹股沟韧带

股动脉

股神经

股静脉

精索

白线

腱划

腹直肌

精索

股静脉

腹直肌鞘前层

腹横肌

腹外斜肌

腹内斜肌

腹股沟韧带

股神经

股动脉

图1-61　腹肌

1. 前外侧群

（1）**腹直肌**（rectus abdominis）　为位于中线两侧的一对长带状肌，起自耻骨嵴，向上止于剑突和第5~7肋软骨。腹直肌表面被腹直肌鞘包裹，纤维被3~4条横行**腱划**分隔，腱划与腹直肌鞘（图1-62）前层紧密结合。

（2）**腹外斜肌**（obliquus externus abdominis）　为一宽扁的阔肌，位于腹前外侧壁的浅层，起端呈锯齿状，起自下位8个肋骨的外面，肌束斜向前下，近腹直肌的外侧移行为腱膜，经腹直肌的前面，参与构成腹直肌鞘的前层，止于腹前壁正中的**白线**。腹外斜肌腱膜下缘增厚卷曲，张于髂前上棘和耻骨结节之间，称为**腹股沟韧带**（inguinal lig）。在腹股沟韧带内侧端上方，腹外斜肌腱膜分裂形成一近似三角形的裂口，称为**腹股沟管浅环（皮下环）**。

（3）**腹内斜肌**（obliquus internus abdominis）　位于腹外斜肌的深面，起自胸腰筋膜、髂嵴、腹股沟韧带的外侧半，肌束呈扇形展开，至腹直肌外侧移行为腱膜并分为两层，包绕腹直肌，终于白线。

腹内斜肌下部肌束呈弓形，跨越男性的精索和女性的子宫圆韧带，与腹横肌腱膜结合止于耻骨梳。此部纤维为腹股沟镰，亦称联合腱。

（4）**腹横肌**（transversus abdominis）　位于腹内斜肌的深面，肌纤维横行，起自下位6

白线　腹直肌
腹横肌腱膜
腹横筋膜
腹膜下筋膜
壁腹膜
腹外斜肌腱膜
腹内斜肌腱膜
弓状线以上平面

腹外斜肌腱膜
腹内斜肌腱膜
腹横肌筋膜
弓状线以下平面

图 1-62　腹直肌鞘

个肋骨、胸腰筋膜、髂嵴和腹股沟韧带的外侧部,肌束向前延续为腱膜,经腹直肌后面参与组成腹直肌鞘的后层,终于白线。

　　腹前外侧群具有保护、固定腹腔脏器的作用;收缩时缩小腹腔,增加腹压,以协助排便、呕吐和分娩;腹压增加还可使膈穹隆上升,协助呼气。腹肌又是背部伸肌的拮抗肌,收缩时可使脊柱前屈、侧屈和旋转。

　　2. 后群　腹肌后群主要为腰方肌和腰大肌。**腰方肌**(quadratus lumborum)位于腹后壁两侧,起自髂嵴,止于第 12 肋,收缩时牵拉第 12 肋,使脊柱侧屈。

　　3. 腹肌的肌间结构

　　(1)**腹直肌鞘**(sheath of rectus abdominis)　包裹腹直肌,分前、后两层。前层由腹外斜肌腱膜和腹内斜肌腱膜前层构成;后层由腹内斜肌腱膜和腹横肌腱膜构成。但在脐下4～5 cm 处由于三层阔肌的腱膜全部移至前层,故后层下缘形成一凹向下的游离缘,称为**弓状线**。此线以下的的腹直肌内面直接与腹横筋膜相贴。

　　(2)**白线**(linea alba)　由腹前外侧壁三层阔肌的腱膜在腹前正中线上交织而成。白线血管较少,中部有一脐环,是腹壁薄弱处,易发生脐疝。

　　(3)**腹股沟管**(inguinal canal)　位于腹股沟韧带内侧半上方,为腹前壁 3 层阔肌之间的一条斜行肌间裂隙(图 1-63),长 4～5 cm,男性的精索、女性的子宫圆韧带由此通过。

　　腹股沟管有两口和四壁。两口:内口称为腹股沟管深(腹)环,位于腹股沟韧带中点上方约一横指处,为腹横筋膜向外突出而成;外口即腹股沟管浅(皮下)环。四壁:前壁为腹外斜肌腱膜,后壁为腹横筋膜和腹股沟镰,上壁是腹内斜肌和腹横肌的弓状下缘,下壁为腹股沟韧带。腹股沟管是腹壁的薄弱区,如腹腔内容物经腹股沟管突出称为腹股沟斜疝。

图1-63　腹股沟管

4.腹部筋膜

(1)**浅筋膜**　在腹部上部为一层,在脐以下分为浅、深两层。浅层含有脂肪,深层为膜性层,含有弹性纤维。

(2)**深筋膜**　可分数层,分别覆盖各层肌。

(3)**腹内筋膜**　贴附在腹腔壁的内面,有不同名称,一般以所覆盖的肌命名,如腰大肌筋膜。其中腹横筋膜范围最大,贴在腹横肌、腹直肌鞘及腹直肌(弓状线以下)的内面。

(五)盆底肌

盆底肌是指封闭小骨盆下口的诸肌,亦称会阴肌。主要有肛提肌、尾骨肌、会阴浅横肌、会阴深横肌和尿道括约肌等(图1-64)。**肛提肌**(levator ani muscle)起自小骨盆的前壁和外侧壁的内面,肌束向内、向后止于直肠壁、阴道壁和尾骨尖。肛提肌呈漏斗形,承托盆腔脏器,并对肛管、阴道有括约作用。肛提肌上、下两面分别被盆膈上、下筋膜覆盖,共同构成盆膈。盆膈封闭小骨盆下口大部分,前方有盆膈裂孔。**会阴深横肌**位于小骨盆下口的前下部,肌束横行附着于两侧的坐骨支。**尿道括约肌**在男性环绕在尿道膜部周围,形成尿道膜部括约肌,在女性环绕尿道和阴道,称尿道阴道括约肌。会阴深横肌和尿道括约肌的上、下两面分别被尿生殖膈上、下筋膜覆盖,共同构成尿生殖膈,男性有尿道,女性有尿道和阴道通过。

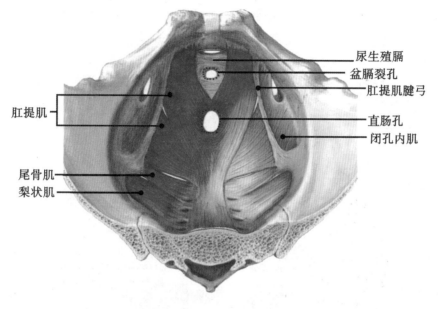

尿生殖膈
盆膈裂孔
肛提肌腱弓
直肠孔
闭孔内肌

肛提肌

尾骨肌
梨状肌

图1-64　盆底肌

临床应用：腹部手术切口

　　临床上腹部常用手术切口类型有纵切口、斜切口和横切口，手术切口选择应视病人当时的情况，结合腹腔脏器在体表的投影、腹壁的层次结构、肌肉的配布、神经与血管的行程和分布进行选择。①正中切口：在腹前正中线切开，经过层次为皮肤、浅筋膜、腹白线、腹横筋膜、腹膜外筋膜、壁腹膜。此伤口损伤血管神经少、层次简单，故常用。但血液供应差，缺乏肌肉保护，术后可发生切口疝或切口裂开。②经腹直肌切口：在腹直肌鞘的中央纵行切开，切口层次除经腹直肌正中裂分腹直肌外，余同旁正中切口。切口损伤血管、神经和肌肉较多。③肋缘下斜切口：沿肋弓下方2～3 cm处切开皮肤及各层阔肌，此切口损伤肌肉、血管和神经较多。④麦氏斜切口：在右髂前上棘与脐的连线中、外1/3交点处切开，切口与腹外斜肌纤维走行一致，至肌层时，顺肌纤维方向分开三层阔肌，常用于阑尾炎手术。

五、四肢肌

（一）上肢肌

上肢肌按部位分为肩肌、臂肌、前臂肌和手肌。

1. **肩肌**　肩肌配布在肩关节周围，均起自上肢带骨，止于肱骨（图1-65）。能运动肩关节，并能增强肩关节的稳固性。

（1）**三角肌**（deltoid）　呈三角形,起自锁骨外侧份、肩峰和肩胛冈,肌束从前、后和外侧三面包围肩关节,止于肱骨的三角肌粗隆。收缩时,主要使肩关节外展。前部肌束收缩可使肩关节屈和旋内,后部肌束可使肩关节伸和旋外。三角肌是肌内注射的常用部位。

（2）**冈上肌**（supraspinatus）和**冈下肌**（infraspinatus）　分别位于冈上窝、冈下窝,收缩时可外展、外旋肩关节。

（3）**大圆肌**（teres major）和**小圆肌**（teres minor）　位于冈下肌的下方,收缩时使肩关节内旋和外旋。

（4）**肩胛下肌**（subscapularis）　位于肩胛下窝,收缩时内收、内旋肩关节。

图 1-65　肩肌和臂肌

2.**臂肌**　臂肌覆盖肱骨,分前群的屈肌和后群的伸肌。

（1）**前群**　包括肱二头肌、喙肱肌和肱肌。①**肱二头肌**（biceps brachii）位于臂前面浅层,长头起自肩胛骨盂上结节,短头起自肩胛骨喙突,两头合并成一个肌腹下行,止于桡骨粗隆。主要是屈肘关节、肩关节。当前臂处于旋前位时,能使其旋后。②**喙肱肌**（coracobrachialis）在肱二头肌的内侧,其作用为屈肩关节。③**肱肌**（brachialis）位于肱二头肌下半的深面,其作用为屈肘关节。

（2）**后群**　为**肱三头肌**（triceps brachii）该肌有三个头,长头起自肩胛骨盂下结节;外侧头和内侧头均起自肱骨背面。三头合成肌腹,以扁腱止于尺骨鹰嘴。主要作用是伸肘关节。

3.**前臂肌**　前臂肌包绕尺骨和桡骨,分前、后两群。

（1）**前群**　共9块,分浅、深两层（图 1-66）。

图 1-66 前臂前肌群

　　浅层有 6 块,从桡侧向尺侧依次为**肱桡肌、旋前圆肌、桡侧腕屈肌、掌长肌、指浅屈肌**和**尺侧腕屈肌**。肱桡肌起自肱骨外上髁的上方,止于桡骨茎突,有屈肘作用。其余各肌均起自肱骨内上髁,以长腱分别止于腕骨、掌骨和指骨。掌长肌屈腕关节,指浅屈肌屈腕、屈肌屈腕、屈掌指关节和近节指间关节,旋前圆肌、桡侧腕屈肌和尺侧腕屈肌作用与名称一致。深层有 3 块,即**拇长屈肌、指深屈肌、旋前方肌**。拇长屈肌和指深屈肌起自桡、尺骨上端前面和骨间膜,分别止于拇指远节指骨及第 2~5 指的远节指骨。两肌除屈腕、屈掌指关节外,拇长屈肌还屈拇指,指深屈肌可屈 2~5 指各节。旋前方肌起自尺骨,止于桡骨,使前臂旋前。

（2）**后群**　共有 10 块,分浅、深两层(图 1-67)。

后群浅层有 5 块,由桡侧向尺侧,依次为**桡侧腕长伸肌**、**桡侧腕短伸肌**、**指伸肌**、**小指伸肌**和**尺侧腕伸肌**。它们共同起自肱骨外上髁,伸腕的 3 块肌止于掌骨,指伸肌向下移行为 4 条长腱,分别到达第 2~5 指的中、远指骨。小指伸肌到小指。各肌的功能与名称一致。

图 1-67　前臂后群肌

后群深层也有 5 块,从上到下,由桡侧到尺侧依次为**旋后肌**、**拇长展肌**,**拇短伸肌**、**拇长伸肌**和**示指伸肌**。除旋后肌起自肱骨外上髁、止于桡骨前面外,其余各肌都起自尺、桡骨背面,分别止于拇指和示指。各肌的作用与名称一致。

4.**手肌**　手肌全部位于手的掌侧面,主要运动手指,分外侧群、内侧群和中间群(图 1-68)。

（1）**外侧群**　位于拇指侧,形成明显的隆起,称**大鱼际**,包括**拇短展肌**、**拇短屈肌**、**拇对掌肌**和**拇收肌**。其各肌作用与名称一致。

（2）**内侧群**　位于小指侧,形成手掌小指侧的隆起,称**小鱼际**,包括**小指展肌**、**小指短屈肌**和**小指对掌肌**。其作用亦同名称。

小指短屈肌
小指展肌
小指对掌肌
屈肌支持带
桡侧腕屈肌

蚓状肌
指浅屈肌腱
拇短屈肌
拇短展肌

拇长屈肌腱
骨间掌侧肌
屈肌支持带

图 1-68　手肌

（3）**中间群**　位于掌心和掌骨之间，包括 4 块蚓状肌和 7 块骨间肌。作用是屈掌指关节、伸指间关节。骨间掌侧肌和骨间背侧肌分别使手指内收和外展。

5. 上肢的局部结构

（1）**腋腔**（axillary cavity）　是位于胸外侧壁与臂上部内侧之间的锥形腔隙。腋腔可分为顶、底和四壁。顶即腋腔上口，由第 1 肋外缘、锁骨和肩胛骨的上缘围成，向上与颈部相通。底由腋筋膜构成。前壁为胸大肌、胸小肌；后壁为肩胛下肌、大圆肌和背阔肌；内侧壁为前锯肌；外侧壁为肱二头肌和喙肱肌；腋腔内有血管、神经、淋巴结和脂肪等

（2）**肘窝**（cubital fossa）　位于肘关节前面，为三角形浅凹。外侧界为肱桡肌，内侧界为旋前圆肌，上界为肱骨内、外上髁之间的连线。窝内有血管和神经通过。

（3）**腕管**（carpal canal）　位于腕部掌侧，由腕骨沟和屈肌支持带围成，屈指肌腱和正中神经从管内通过。

（二）下肢肌

下肢肌按部位分为髋肌、大腿肌、小腿肌和足肌。

1. **髋肌**　分布于髋关节周围，主要运动髋关节，分前、后两群（图 1-69，图 1-70）。

（1）**前群**　主要为髂腰肌，它由腰大肌（psoas major）和髂肌（iliacus）结合而成。腰大肌起于腰椎体侧面和横突，髂肌起于髂窝，两肌会合，向下经腹股沟韧带深面进入股部，止于股骨小转子。髂腰肌的主要作用是屈髋关节并可外旋大腿。

腹股沟韧带

髂腰肌

阔筋膜张肌

耻骨肌

髂胫束

长收肌

缝匠肌

股薄肌

股直肌

股内侧肌

股外侧肌

髌骨

图1-69 髋肌及大腿前群肌

（2）**后群** 包括臀大肌、臀中肌、臀小肌和梨状肌等。①**臀大肌**（gluteus maximus）起自髂骨翼外面和骶骨后面，斜向下外，止于髂胫束和股骨的臀肌粗隆。其主要作用为伸髋关节，并可防止身体前倾，维持身体平衡。臀大肌宽厚，和皮下组织形成臀部隆起，在臀部外上 1/4 处为临床常用的肌内注射部位。②**臀中肌**（gluteus medius）位于臀大肌的深面。③**臀小肌**（gluteus minimus）位于臀中肌的深面，两肌共同使髋关节外展。④**梨状**

图 1-70 臀部肌和大腿后群肌

肌起自骶骨的前面,向外经坐骨大孔出骨盆入臀部,止于股骨大转子的顶部,可使髋关节外展和外旋。坐骨大孔被梨状肌分隔为梨状肌上孔和梨状肌下孔,孔内有血管、神经通过。

2.**大腿肌**　位于股骨周围,分为前群、内侧群和后群。

(1)**前群**　位于大腿前面,有缝匠肌和股四头肌。①**缝匠肌**(sartorius)呈扁带状,是人体最长的肌,起自髂前上棘,斜向内下方,经膝关节内侧,止于胫骨上端内侧面。其作用为屈髋关节和屈膝关节。②**股四头肌**(quadriceps femoris)是全身体积最大的肌。该肌有 4 个头,分别称为股直肌、股内侧肌、股外侧肌和股中间肌。除股直肌起于髂前下棘外,其余均起自股骨,4 头合并向下移行为肌腱,包绕髌骨的前面和两侧,再下延为髌韧带,止于胫骨粗隆。其作用为伸膝关节,股直肌还可屈髋关节。

(2)**内侧群**　共有 5 块肌,位于大腿的内侧,分三层排列。该肌群浅层自外向内有**耻**

骨肌、**长收肌**和**股薄肌**。在耻骨肌和长收肌的深面有**短收肌**。在上述肌的深面有一块呈三角形宽而厚的**大收肌**。内侧群肌的作用主要是使大腿内收。

（3）**后群**　位于股骨后方，包括股二头肌、半腱肌和半膜肌。①**股二头肌**（biceps femoris）位于股后部的外侧，长头起自坐骨结节，短头起自股骨粗线，两头合并以长腱止于腓骨头。②**半腱肌**（Semitendinosus）位于股后部的内侧，肌腱细长，几乎占肌的一半。它与股二头肌长头一同起自坐骨结节，止于胫骨上端的内侧。③**半膜肌**（semimembranosus）在半腱肌的深面，以膜状扁腱起自坐骨结节。膜状腱膜几乎占肌全长的1/2，下端止于胫骨内侧髁。

大腿后群肌可以屈髋关节，伸膝关节。当半屈膝位时，股二头肌可使小腿旋外，半腱肌和半膜肌可使小腿旋内。

临床应用：肌内注射

肌内注射是一种常用的药物注射治疗方法，指将药液通过注射器注入肌肉组织内，达到治病的目的。最常用的注射部位为臀大肌，其次为臀中肌、臀小肌、股外侧肌及三角肌。肌内注射很重要的是对注射部位的精确定位。十字法臀大肌注射定位：从臀裂顶点向左或右划一水平线，从髂嵴最高点向下做一垂直平分线，将臀部分为四个象限，其中外上象限避开内角为注射区。连线法臀大肌注射定位：从髂前上棘到尾骨连线的外三分之一为注射部位。股外侧肌注射定位：位置为大腿中段外侧，一般成人可取髋关节下10 cm至膝上10 cm的一段范围，该处大血管、神经干很少通过，且部位较广，可供多次注射。上臂三角肌注射定位：上臂外侧，肩峰下2～3横指处。此处肌肉较臀部肌肉薄，只能做小剂量注射。

---

3. 小腿肌　位于胫、腓骨周围，分为前群、后群和外侧群（图1-71）。

（1）**前群**　位于小腿前面，有三块肌，从内侧向外侧依次为**胫骨前肌**、**趾长伸肌**和**姆长伸肌**。小腿前群肌三肌均可伸（背屈）踝关节。趾长伸肌和姆长伸肌还分别伸第2～5足趾和姆趾，胫骨前肌还可使足内翻。

（2）**外侧群**　位于小腿外侧，包括腓骨长肌和腓骨短肌。腓骨长、短二肌可使足外翻，并使踝关节跖屈。

（3）**后群**　位于小腿后方，分为浅层和深层。

浅层有**腓肠肌**（gastrocnemius）和**比目鱼肌**（soleus）两肌合称为小腿三头肌。二肌约在小腿中部移行为粗大的跟腱，止于跟骨结节。小腿三头肌可跖屈踝关节，屈小腿和上提足跟。站立时，能固定踝关节和膝关节，以防止身体前倾。

深层自胫侧向腓侧依次为**趾长屈肌**、**胫骨后肌**和**姆长屈肌**。其中，胫骨后肌可跖屈踝关节和使足内翻；趾长屈肌，姆长屈肌分别屈相应的足趾，并使足跖屈。

图 1-71 小腿前外侧群肌及后群肌

4. 足肌 足肌分为足背肌和足底肌。足背肌助伸趾。足底肌的配布与手肌相似,也可分为内侧群、外侧群和中间群。

5. 下肢的局部结构

(1) **股三角**(femoral triangle) 位于大腿前面的上部,其上界为腹股沟韧带,内侧界为长收肌的内侧缘,外侧界为缝匠肌的内侧缘,股三角内有股神经、股血管和淋巴结等。

(2) **收肌管**(adductor canal) 位于大腿中部,在缝匠肌深面,大收肌与股内侧肌之间。前壁有一腱板架于股内侧肌与大收肌之间。管的上口通向股三角尖,下口为收肌腱裂孔,通向腘窝。管内有股血管等通过。

(3) **腘窝**(popliteal fossa) 为一菱形窝,位于膝关节后面。腘窝的上内侧界为半腱肌和半膜肌,上外侧界为股二头肌,下内侧界为腓肠肌内侧头,下外侧界为腓肠肌外侧头。腘窝内有血管和神经通过,并含有脂肪和淋巴结等。

(黄河科技学院 张 伟)

(信阳职业技术学院 曾永鸿)

消化系统

🌀学习要点

　　消化系统的组成,上、下消化道的划分。咽峡的构成,牙的构造和形态;咽的位置、分部及其相互之间的交通;食管的位置、各狭窄的部位和临床意义。胃的位置、形态、分部;十二指肠的位置、形态与分部,空回肠的位置;大肠的分部、盲肠的位置、阑尾根部的体表投影,盲肠、结肠的形态特征、分部和各部的位置;直肠的位置、形态和构造;肝的位置、形态、上下界的体表投影;胆囊的位置、形态、分部、功能及胆囊底的体表投影,输胆管道的组成,胆总管和胰管的开口部位;胰的位置和形态。

🌀临床案例

　　患者,女,58 岁。5 h 前因关节痛服用止痛片数片而出现呕吐血性液体,色鲜红含有血凝块,量为 200~300 mL,并排暗红色血便数次,伴有心慌、头晕、出冷汗,遂就诊。护士测量体温 36.5 ℃,心率 120 次/min,呼吸 24 次/min,血压 90/60 mmHg。医生诊断为上消化道出血,给予补液、止血治疗后症状缓解,出血停止。
　　问题:什么是上消化道,上消化道出血常见的原因有哪些? 可采取哪些治疗措施?

第一节　概述

一、消化系统的组成和功能

消化系统(digestive system)由消化管和消化腺两部分组成(图 2-1)。消化管

（digestive canal）是一条长而迂曲的管道,包括口腔、咽、食管、胃、小肠（十二指肠、空肠和回肠）和大肠（盲肠、结肠、直肠和肛管）。临床上,通常把从口腔到十二指肠这段消化管称为上消化道,空肠以下的消化管称为下消化道。**消化腺**（digestive gland）是分泌消化液的器官,包括口腔腺、肝、胰及消化管壁内的小腺体,如胃腺和肠腺等,它们都开口于消化管。消化系统的主要功能是摄取食物、消化食物,吸收营养物质和排出食物残渣。

图2-1 消化系统概况

二、胸部标志线和腹部分区

为了便于描述各器官的位置和体表投影,通常在胸、腹部体表确定若干标志线,将腹部分成若干区。

（一）胸部的标志线

1. **前正中线**　沿人体前面正中线所作的垂直线。
2. **胸骨线**　通过胸骨外侧缘最宽处所作的垂直线。
3. **锁骨中线**　通过锁骨中点所作的垂直线。
4. **腋前线**　通过腋前襞向下所作的垂直线。
5. **腋后线**　通过腋后襞向下所作的垂直线。
6. **腋中线**　通过腋前线和腋后线之间的中点所作的垂直线。
7. **肩胛线**　通过肩胛骨下角所作的垂直线。
8. **后正中线**　沿人体后面正中线所作的垂直线。

（二）腹部的分区

通常用两条横线和两条纵线,将腹部分为 9 个区(图 2-2)。两条横线分别是两侧肋弓最低点之间的连线和两侧髂结节之间的连线;两条纵线分别是通过左、右腹股沟韧带中点所作的垂线。9 个区即:**左季肋区**、**腹上区**、**右季肋区**、**左腹外侧区**(左腰区)、**脐区**、**右腹外侧区**(右腰区)、**左腹股沟区**(左髂区)、**耻区**(腹下区)和**右腹股沟区**(右髂区)。

临床工作中常用四分法,即以前正中线和通过脐的水平线,将腹部分为**左上腹部**、**右上腹部**、**左下腹部**、**右下腹部** 4 个区。

图 2-2　胸部标志线和腹部分区

第二节 消化管

一、口腔

口腔(oral cavity)前借口裂与外界相通,后经咽峡通咽腔(图2-3)。口腔的上壁为腭,下壁为口腔底,前壁为上、下唇,后为咽峡,侧壁为颊。口腔以上、下牙弓为界分为前方及外侧的**口腔前庭**(oral vestibule)和后方及内侧的**固有口腔**(oral cavity proper)。上、下牙咬合时,口腔前庭与固有口腔仍可经最后磨牙后方的间隙相通。临床病人牙关紧闭时可借此间隙插管作急救灌药等处理。

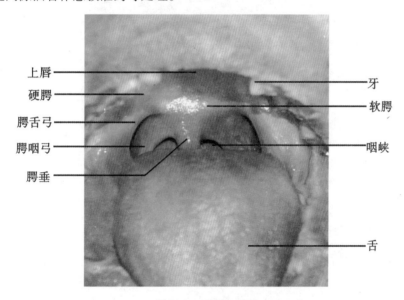

图2-3 口腔与咽峡

(一)口唇

口唇(oral lips)分为上唇和下唇,两唇之间的裂隙称口裂。上唇前面正中纵行浅沟称人中(philtrum)。上唇两侧以弧形的**鼻唇沟**(nasolabial sulcus)与颊分界。上、下两唇的游离缘含有丰富的毛细血管,呈红色,当机体缺氧时,可变为暗红色至紫色,临床称发绀(亦称紫绀)。

(二)颊

颊(cheek)位于口腔两侧,在平对上颌第二磨牙的颊黏膜处有腮腺导管的开口。

(三)腭

腭(palate)呈穹隆状,是口腔的顶,分隔鼻腔和口腔。腭的前2/3称**硬腭**(hard palate);后1/3称**软腭**(soft palate),软腭斜向后下,正中部下垂为乳头状突起称**腭垂**(悬雍垂)(uvula)。由腭垂向两侧延伸各形成一对黏膜皱襞,前方的称**腭舌弓**(palatoglossal arch），续于舌根两侧；后方的称**腭咽弓**（palatopharyngeal arch），向下移行于咽侧壁。腭垂、腭舌弓和舌根共同围成**咽峡**（isthmus of fauces），既是口腔与咽的通道，又是口腔与咽的分界。

（四）牙

牙（teeth）是人体最坚硬的器官，嵌在上、下颌骨的牙槽内，分别排列成**上牙弓**（upper dental arch）和**下牙弓**（lower dental arch），有咀嚼食物和辅助发音等功能。

1. **牙的形态和结构**　牙分牙冠、牙颈、牙根三部分。牙冠露于口腔内；牙根嵌于牙槽内；牙颈介于牙冠和牙根之间（图2-4）。

釉质　　　　　　　　牙冠

牙质

牙腔　　　　　　　　牙颈

牙根管　　　　　　　牙根

牙根尖孔

图2-4　牙的形态结构

牙主要由**牙质**、**釉质**、**牙骨质**和**牙髓**构成。**牙质**（dentine）构成牙的大部分。牙冠部牙质的表面覆有**釉质**（enamel）；在牙颈、牙根的牙质表面包有**牙骨质**（cement）。牙的中央有一空腔，称**牙腔**（dental cavity）或**牙髓腔**（pulp cavity），腔内容纳牙髓。**牙髓**（dental pulp）由结缔组织、神经、血管和淋巴管组成。贯穿牙根的小管，称为**牙根管**。牙根尖端有牙根尖孔，牙腔借牙根管经牙根尖孔与牙槽相通。

2. **牙的分类**　人的牙齿按萌出先后，分为**乳牙**（deciduous teeth）（图2-5）和**恒牙**（permanent teeth）（图2-6）。乳牙是在生后6个月开始萌出，6~7岁开始脱落，共20个；恒牙是在6~7岁开始萌出，替代乳牙，其中第3磨牙，又称**迟牙**或**智牙**（wisdom teeth），一般在17~25岁才萌出，有的人可能萌出时间更迟甚至终生不出，所以，恒牙数在28~32个。牙按其功能，可分为具有咬切功能的**切牙**（incisors）、具有撕裂功能的**尖牙**（canine teeth）和具有磨碎作用的**前磨牙**（premolars）与**磨牙**（molars）。

3. **牙的排列**　临床上为了记录方便，乳牙的牙式排列常以罗马数字表示，恒牙的牙式排列常以阿拉伯数字表示。以横线表示上、下牙列的分界，以纵线表示左、右侧的分界。例如，$\underline{6}$ 表示右上颌第1磨牙，$\overline{\mathrm{IV}}$ 表示右下颌第1乳磨牙，以此类推。

图 2-5　乳牙的名称与位置排列

图 2-6　恒牙的名称与位置排列

4.牙周组织　位于牙的周围,对牙具有保护、支持和固定的作用。包括**牙槽骨**(alveolar bone)、**牙周膜**(periodontal membrane)和**牙龈**(gingiva)3 部分。牙槽骨即构成牙槽的骨质。牙周膜是连于牙根与牙槽骨之间的致密结缔组织,使牙根牢固地固定于牙槽内。牙龈是覆盖在牙槽弓和牙颈表面的口腔黏膜,富含血管,色淡红,与牙槽骨的骨膜连接紧密。

(五)舌

舌(tongue)由骨骼肌被覆黏膜构成,有协助咀嚼、搅拌、吞咽食物,感受味觉和辅助发音等功能。

1.**舌的形态**　舌以上面"∧"形的界沟为界,将舌分为前 2/3 的舌体和后 1/3 的舌根两部分。舌体的前端较窄,称舌尖。舌的上面,称舌背(图 2-7)。

2.**舌黏膜**　呈淡红色,在舌体背面的黏膜有许多乳突状小突起,称**舌乳头**(lingual papilla)。舌乳头主要有丝状乳头、菌状乳头和轮廓乳头。丝状乳头遍布于舌背,呈白色丝绒状,具有感受触觉的功能;菌状乳头外观呈红色,散在于丝状乳头之间,轮廓乳头位于舌体的后部界沟的前方。菌状乳头和轮廓乳头内均含有味觉感受器,称**味蕾**(taste

图2-7　舌背面结构

会厌
舌扁桃体
界沟
轮廓乳头
舌体
菌状乳头
丝状乳头
舌尖

bud），可感受酸、甜、苦、咸等味觉功能。舌根部的黏膜内，有许多丘状隆起，其深部有淋巴组织构成的结节，称舌扁桃体。

舌下面黏膜在舌的中线上形成一皱襞，向下连于口底，称舌系带。舌系带根部的两侧有1对小圆形隆起，称舌下阜。舌下阜向口腔底外侧延续为舌下襞，深面有舌下腺（图2-8）。

上唇
舌系带
舌下阜
牙龈
牙
舌
伞襞
舌下襞
下唇系带
下唇

图2-8　口腔底及舌下面观

3.**舌肌**　为骨骼肌,分舌内肌和舌外肌两部分(图2-9)。舌内肌的起、止点均在舌内,构成舌的主体,肌束呈纵、横、垂直三个方向排列,收缩时可改变舌的形态。舌外肌主要有**颏舌肌**(genioglossus),起自下颌体的后面,肌纤维呈扇形向后上方止于舌正中线两侧,两侧同时收缩使舌前伸,一侧收缩使舌尖伸向对侧。

图 2-9　舌肌

（六）口腔腺

口腔腺(oral gland)又称唾液腺(图2-10),位于口腔周围,具有分泌唾液、湿润和清洁口腔黏膜、混合和消化食物等作用。大唾液腺主要有 3 对:**腮腺**、**下颌下腺**和**舌下腺**。小唾液腺数量多,如舌腺、唇腺、腭腺和颊腺。

图 2-10　口腔腺

1.**腮腺**(parotid gland)　略呈三角形,位于耳郭的前下方、下颌支与胸锁乳突肌之间。

腮腺导管从腮腺前缘穿出,在颧弓下方一横指处,横过咬肌表面,在咬肌前缘处以直角转向内,穿过颊部,开口于平对上颌第2磨牙的颊黏膜处。

2. 下颌下腺(submandibular gland)　位于下颌骨体深面的下颌下腺窝内,略呈卵圆形,其导管自内侧面发出,沿舌下腺内侧前行,开口于舌下阜。

3. 舌下腺(sublingual gland)　比较小,位于舌下襞的深面,其导管有大、小两种,大导管仅有1条开口于舌下阜,小导管约10条,开口于舌下襞表面。

二、咽

咽(pharynx)是呼吸道和消化道的共同通道(图2-11)。为上宽下窄前后略扁的肌性管道,位于第1~6颈椎前方,上起于颅底,下至第6颈椎体下缘处与食管相续,长约12 cm。咽的后壁是颈椎,两侧与颈部大血管和神经相邻,前壁不完整,分别与鼻腔、口腔和喉腔相通,因此,咽腔依其位置自上而下分为鼻咽、口咽和喉咽3部分。

图2-11　咽的正中矢切面

(一)鼻咽

鼻咽(nasopharynx)介于颅底与软腭平面之间,向前经鼻后孔与鼻腔相通。在鼻咽的两侧壁,下鼻甲后方约1 cm处,有**咽鼓管咽口**(pharyngeal opening of auditory),鼻咽腔经此口与中耳鼓室相通。咽鼓管咽口的前、上、后方形成明显的隆起,称**咽鼓管圆枕**(tubal torus),它是寻找咽鼓管咽口的标志。咽鼓管圆枕后方与咽后壁之间有一纵行凹陷,称**咽隐窝**(pharyngeal recess),是鼻咽癌的好发部位。鼻咽后上壁的黏膜下有丰富的淋巴组织,称**咽扁桃体**(pharyngeal tonsil),它在幼儿时期最为发达。10岁后几乎完全退化。

(二)口咽

口咽(oropharynx)位于软腭与会厌上缘平面之间,口腔后方的咽腔部分。上通鼻咽,下通喉咽。向前经咽峡与口腔相通。在外侧壁,腭舌弓与腭咽弓之间有一凹陷称扁桃体窝,容纳**腭扁桃体**(palatine tonsil)。腭扁桃体主要由淋巴组织构成,呈卵圆形,内侧面朝向咽腔,表面被覆黏膜。黏膜上皮向深部陷入形成许多小凹,是食物碎渣、脓液易于滞留的部位。

咽扁桃体、腭扁桃体和舌扁桃体在鼻腔、口腔通咽处,共同形成一个淋巴组织环,称咽淋巴环,具有重要的防御和保护功能。

(三)喉咽

喉咽(laryngopharynx)位于会厌上缘与第6颈椎下缘平面之间,喉腔后方的部分。喉咽向前经喉口与喉腔相通,向下通食管。在喉口的两侧与咽侧壁之间各有一个深窝,称**梨状隐窝**(piriform recess),是异物易滞留的部位(2-12)。

图2-12 咽后面观

三、食管

(一)食管的形态、位置和分部

食管(esophagus)为扁长的肌性管道,上端在第6颈椎下缘与咽相接,沿脊柱前面下行,约平第10胸椎体的左侧,穿膈的食管裂孔进入腹腔,与胃的贲门相续,全长约25 cm。食管依其所在部位,分为颈、胸、腹三部(图2-13)。颈部较短,自起始端至胸骨颈静脉切迹平面,长约5 cm。其前壁与气管相贴,后与脊柱相邻,两侧有甲状腺侧叶和颈部大血管;胸部最长,位于胸骨颈静脉切迹平面至膈的食管裂孔,长 18~20 cm。其前方自上而下依次与气管、左主支气管和心包相邻,后与脊柱相邻,上部位于胸主动脉右侧,下部逐渐转向胸主动脉前方;腹部最短,自膈的食管裂孔至胃的贲门,长仅 1~2 cm。其前与肝左叶相邻。

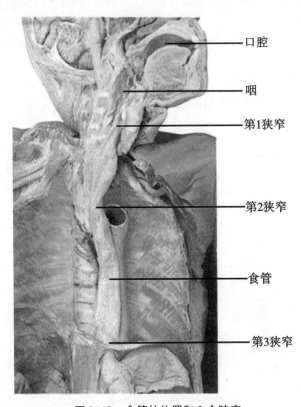

口腔

咽

第1狭窄

第2狭窄

食管

第3狭窄

图 2-13　食管的位置和 3 个狭窄

(二)食管的狭窄及意义

食管的全长有 3 处狭窄:第 1 处狭窄位于食管的起始处,距中切牙约 15 cm;第 2 处狭窄位于食管与左主支气管交叉处,相当于胸骨角水平,距中切牙约 25 cm;第 3 处狭窄位于食管穿经膈处,相当于第 10 胸椎水平,距中切牙约 40 cm。这些狭窄是易损伤、异物易停留和食管癌的好发部位。

四、胃

胃(stomach)是消化管中最膨大的部分,可暂时储存食物,将食物与胃液混合形成食糜,并能初步消化蛋白质,吸收部分水、无机盐和醇类。

(一)胃的形态

胃有两壁、两口和两缘。两壁即前壁和后壁。两口:即入口称**贲门**(cardia),与食管相续;出口称**幽门**(pylorus),与十二指肠相接。两缘:即上缘凹而短,朝向右上方,称**胃小**

弯(lesser curvature of stomach),其最低处弯曲成角状称**角切迹**(angular incisure);下缘凸而长,朝向左下方,称**胃大弯**(greater curvature of stomach)(图2-14)。

图 2-14 胃的形态和分部

（二）胃的分部

胃可分为 4 部:①**贲门部**(cardiac part),在贲门附近,与其他部无明显界限;②**胃底**(fundus of stomach),指贲门平面以上,向左上方膨出的部分;③**胃体**(body of stomach),指胃底与角切迹之间的部分;④**幽门部**(pyloric part),自角切迹向右至幽门(临床常称此部为胃窦)。幽门部的大弯侧有一不太明显的浅沟称中间沟,此沟把幽门部又分为左侧的**幽门窦**(pyloric antrum)和右侧的**幽门管**(pyloric canal)。幽门窦近胃小弯处是胃溃疡和胃癌的好发部位。

（三）胃的位置和毗邻

胃的位置随体位、胃的充盈程度和体型不同而有所变化。平卧位和中等充盈时,胃大部分位于左季肋区,小部分位于腹上区。胃前壁的右侧份与肝左叶相邻,左侧份与膈相邻,并为左肋弓所遮掩;中间部在剑突下直接与腹前壁相贴,是胃的触诊部位。胃后壁邻近左肾、左肾上腺及胰。胃底与膈和脾相邻。胃大弯的后下方有横结肠横过。

临床应用:胃插管术

　　胃插管术是经口腔或鼻腔入路,将导管经咽、食管插入胃内,主要用于洗胃、鼻饲、抽取胃液及胃肠减压等。经鼻腔插管可避免张口疲劳,因无咽部刺激可减少恶心、呕吐,故临床较常用。经口腔插胃管时,若患者牙关紧闭,应从第三磨牙后方的间隙插入。成人插胃管长度一般为45~55 cm,临床上一般以患者发际线到剑突的距离来估算插胃管的长度。经鼻插管时,先沿选定的鼻孔插入胃管,稍向上而后平行再向后下缓慢轻轻地插入,缓慢插入到咽喉部(14~16 cm),嘱病人做吞咽动作,当病人吞咽时顺势将胃管向前推进,直至预定长度。初步固定胃管,检查胃管是否在胃内。通常在胃管插入到预定长度时,就用20mL或30mL的空针回抽,看是否有胃液。昏迷患者插管时,应将患者头向后仰,当胃管插入约15 cm(会厌部)时,左手托起头部,使下颌靠近胸骨柄,加大咽部通道的弧度,使管端沿后壁滑行,插至所需长度。

五、小肠

　　小肠(small intestine)为消化管中最长的一段,也是消化吸收的主要场所。小肠上接幽门,下续盲肠,成人全长5~7 m,分为十二指肠、空肠和回肠3部分。

(一)十二指肠

　　十二指肠(duodenum)为小肠的首段,上接胃的幽门,下续空肠,成人长约25 cm。除起始部和终端外,其余部分都紧贴腹后壁。十二指肠呈"C"字形从右侧包绕胰头,全长分为上部、降部、水平部和升部4部分(图2-15)。

胆囊底
胆囊体
胆囊颈
胆囊管
十二指肠上部
十二指肠大乳头
十二指肠降部

肝右管
肝左管
肝总管
胆总管
胰体
胰尾
胰管
十二指肠空肠曲
十二指肠升部
十二指肠水平部

图2-15　十二指肠和胰

1. **上部**(superior part)　于第1腰椎的右侧起自幽门,行向右后方,至肝门下方急转向下续为降部。上部起始处一段肠管,肠壁较薄,黏膜多较平滑,称**十二指肠球**(duodenal bulb),是十二指肠溃疡的好发部位。

2. **降部**(descending part)　沿第1~3腰椎体的右侧下降,至第3腰椎水平,急转向左连接水平部。降部的黏膜形成许多环形襞,在其后内侧壁有一纵行的黏膜皱襞,称**十二指肠纵襞**(longitudianl fold of duodenum)。纵襞的下端有一隆起,称**十二指肠大乳头**(major duodenal papilla),是胆总管和胰管共同开口之处。在大乳头上方1~2 cm处有时可见有十二指肠小乳头,是副胰管的开口部位。

3. **水平部**(horizontal part)　水平向左横行,于第3腰椎的左侧移行为升部。

4. **升部**(ascending part)　自第3腰椎的左侧接水平部,斜向左前上方至第2腰椎体左侧,再向前下方弯曲续于空肠,此弯曲称十二指肠空肠曲。此曲被十二指肠悬肌固定于腹后壁。十二指肠悬肌和其表面的腹膜皱襞共同构成**十二指肠悬韧带**(suspensory ligament of duodenum),又称Treitz **韧带**,是确认空肠起始端的标志。

(二)空肠和回肠

空肠(jejunum)和**回肠**(ileum)(图2-16,表2-1)借小肠系膜根连于腹后壁,上起自十二指肠空肠曲,下接盲肠,迂回盘曲成肠祥,位于腹腔的中、下部,周围有大肠环绕。通常空肠约占空、回肠全长的近侧2/5,位于腹腔的左上部;回肠占空、回肠全长的远侧3/5,位于腹腔的右下部。

图2-16　空肠与回肠的比较

表 2-1　空肠与回肠的比较

比较	空肠	回肠
长度	占空、回肠全长的前 2/5	占空、回肠全长的后 3/5
位置	腹腔的左上部	腹腔的右下部
管径	较大	较小
管壁	较厚	较薄
血管	丰富	较少
颜色	活体呈淡红色	较淡
环状襞	高而密	低而疏
肠绒毛	高而密	低而疏
淋巴滤泡	孤立	常形成集合淋巴滤泡

六、大肠

大肠(large intestine)起始段在右髂窝处与回肠相接,末端终于肛门,长约 1.5 m,分为盲肠、阑尾、结肠、直肠和肛管 5 部分。盲肠和结肠在外形上有 3 个特征(图 2-17):①**结肠带**(colic band)是肠壁的纵行肌聚集而成的带状结构,共 3 条,起于阑尾根部,沿肠管的表面纵行排列,止于乙状结肠末端;②**结肠袋**(haustra of colon)位于相邻两条结肠带之间,由肠壁呈袋状向外膨出而成;③**肠脂垂**(epiploicae appendices)附于结肠带的边缘,是脂肪组织及浆膜聚集成的突起。上述 3 种结构是肉眼区别结肠和小肠的重要依据。

图 2-17　盲肠和结肠的特征结构

(一)盲肠

盲肠(cecum)位于右髂窝内,呈囊袋状,长 6~8 cm。盲肠上续结肠,左接回肠。回肠在盲肠的开口处,形成唇状皱襞,称回盲瓣(ileocecal valve)(图 2-18)。此瓣可阻止小肠内容物过快流入大肠,又可防止盲肠内容物逆流到回肠。盲肠末端的后内侧壁,有阑尾的开口。

盲肠

回盲瓣

回盲口

回肠

阑尾口

阑尾

图2-18　回盲瓣及阑尾口

(二)阑尾

在盲肠后内侧壁的蚓状盲管称**阑尾**(appendix)。其末端游离,一般长 6 ~ 8 cm。末端的位置个体间变化较大,但根部的位置较恒定,位于三条结肠带汇合处,手术时可据此寻找阑尾。

阑尾根部的体表投影,约在脐与右髂前上棘连线的中、外 1/3 交点处,此点称为**麦氏点**(Mc Burney),急性阑尾炎时,此处常有明显的压痛。

临床应用:急性阑尾炎

急性阑尾炎是一种常见病,居各种急腹症的首位。常常急性发病,腹痛多起于上腹或脐周,开始腹痛不重,位置不固定,数小时后腹痛转移并固定于右下腹,持续性加重。部分患者病起即出现右下腹痛。右下腹(麦氏点多见)固定压痛、反跳痛、肌紧张,肠鸣音减弱或消失。由于阑尾管腔细窄,开口狭小,管壁内淋巴组织丰富,粪石、食物残渣、异物等易滞留,造成管腔阻塞。当阑尾的分泌物及细菌因管腔阻塞而不能排出时,阑尾就会发生炎症,进而使脏腹膜受到影响。急性阑尾炎阑尾破裂穿孔时,可导致腹膜炎,腹部疼痛加剧、恶心、呕吐及板状腹。

（三）结肠

结肠在右髂窝内起于盲肠,呈方框围绕在空、回肠的周围。结肠按部位分为升结肠、横结肠、降结肠和乙状结肠4部分。**升结肠**(ascending colon)是盲肠的直接延续,在右腹外侧区上升至肝右叶下方,弯向左前方移行于横结肠,弯曲部称**结肠右曲**(right colic flexure),又称肝曲。**横结肠**(transverse colon)向左行至左季肋区,在脾的下方,以锐角与降结肠相连,弯曲部称**结肠左曲**(left colic flexure),又称脾曲,其位置比结肠右曲要高,接近脾和胰尾,故左曲的位置较高较深。横结肠的活动度较大,常下垂成弓形,其最低点可达脐平面或脐下方。**降结肠**(descending colon)在左腹外侧区下降,至左髂嵴处续于乙状结肠。**乙状结肠**(sigmoid colon)呈乙字形弯曲,活动度较大,向下至第3骶椎平面,移行于直肠。乙状结肠系膜较长,活动度较大,故易发生扭转。

（四）直肠

直肠(rectum)位于骨盆腔内,在第3骶椎水平接乙状结肠,向下沿第4~5骶椎和尾骨前面下降,穿过盆膈移行为肛管,全长10~14 cm。直肠并非笔直,在矢状面上有两个弯曲(图2-19):①**直肠骶曲**(sacral flexure of rectum)凸向后,与骶、尾骨前面弯曲一致,距肛门7~9 cm;②**直肠会阴曲**(perineal flexure of rectum)凸向前,距肛门3~5 cm,是直肠绕过尾骨尖形成的弯曲。临床上进行直肠、乙状结肠镜检时,应注意这些弯曲,以免损伤肠壁。

直肠上端与乙状结肠交接处管径较细,直肠下部由于储存粪便而显著膨大,称**直肠壶腹**(ampulla of rectum)。直肠内面有3个直肠横襞,中间的直肠横襞位于直肠前右壁上,位置最恒定,距肛门约7 cm。直肠横襞有承托粪便的作用。

图2-19　直肠和肛管腔面的形态

（五）肛管

肛管（anal canal）在盆膈平面与直肠相接,终止于会阴部的肛门（anus）,长 4～5 cm,为肛门括约肌所包绕。

肛管黏膜形成 6～10 条纵行的黏膜皱襞,称肛柱（anal columns）,相邻肛柱下端之间,彼此连有半月形的黏膜皱襞称肛瓣（anal valves）。肛瓣与肛柱下端共同围成的小隐窝称肛窦（anal sinuses）,窦口向上,肛门腺开口于此,窦内往往积存粪屑,易于感染。肛柱下端与肛瓣边缘共同围成锯齿状环行线,环绕肠管内面,称齿状线（dentate line）。

齿状线以上的上皮为单层柱状上皮;齿状线以下的上皮为复层扁平上皮。齿状线上方由内脏神经分布,下方由躯体神经分布。齿状线也是直肠动脉供应、静脉和淋巴回流的分界线。在齿状线下方,由于肛门内括约肌紧缩,而形成一宽约 lcm 略微凸起的环形带,称肛梳（anal pecten）。肛梳下缘有一不甚明显的环形线,称白线（white line）。

环绕肛管周围的肌有肛门内括约肌（sphincter ani internus）和肛门外括约肌（sphincter ani externus）。肛门内括约肌属平滑肌,由肠壁环行肌增厚而成,有协助排便的作用,对控制排便的作用不大。肛门外括约肌为骨骼肌,围绕肛门内括约肌的外面。肛门外括约肌具有括约肛门、控制排便的重要作用,如损伤可致大便失禁。肛门是肛管末端的开口,呈矢状裂隙,通常处于紧缩状态,其周围的皮肤富有色素,并有汗腺和皮脂腺。

临床应用:痔

痔是直肠黏膜下、肛管黏膜下和皮下静脉丛淤血、扩张和屈曲而形成的柔软静脉团,并因此而引起出血、栓塞或团块脱出。以齿状线为界,位于齿状线以上的痔为内痔,位于齿状线以下的痔称外痔,而在齿状线上、下同时出现的痔称为混合痔。

第三节　消化腺

消化腺除前面已叙述过的口腔腺和胃腺、肠腺外,人体重要的大消化腺是肝和胰。消化腺的主要功能是分泌消化液,参与食物的消化。

一、肝

肝（liver）是人体最大的腺体。肝细胞产生胆汁,参与蛋白质、脂类、糖类和维生素等物质的合成、转化与分解。肝还有解毒、防御等功能。

（一）肝的形态和分部

肝呈红褐色,质软而脆,呈楔形,分为上、下两面（图 2-20）及前、后两缘。

肝的上面与膈相对,向上膨隆,称为膈面（diaphragmatic surface）。膈面的前部借矢状位的镰状韧带将肝分成**肝右叶**（right lobe）和**肝左叶**（left lobe）。

图 2-20   肝的形态

肝的下面朝向下后方，凹陷，因邻接腹腔器官故称为**脏面**（visceral surface）。脏面中部有一呈"H"形的沟，即两条矢状位的纵沟和位于纵沟之间的横沟。右纵沟的前部为一浅窝，容纳**胆囊**，称胆囊窝（fossa for gallbladder）；后部为腔静脉沟，有下腔静脉通过。左纵沟的前部有肝圆韧带，是脐静脉闭锁后的遗迹；后部有静脉韧带，是胎儿时期静脉导管的遗迹。横沟是左右肝管、肝固有动脉的左右支、肝门静脉和神经及淋巴管等出入肝的部位，故称为**肝门**（porta hepatis）。出入肝门的这些结构被结缔组织所包裹，称为**肝蒂**（hepatic pedicle）。肝的脏面分为 4 叶：左叶位于左纵沟的左侧；**方叶**（quadrate lobe）位于肝门之前，肝圆韧带和胆囊窝之间；**尾状叶**（caudate lobe）位于肝门之后，静脉韧带和腔静脉窝之间；右叶位于右纵沟之右侧。

肝前缘锐利，后缘钝圆。肝的表面，除上后面与膈愈着的一部分以及下面各沟以外，均覆有浆膜，浆膜在肝门处随血管、神经、肝管等进入肝内，构成小叶间结缔组织。

（二）肝的位置和毗邻

肝大部分位于右季肋区和腹上区，小部分位于左季肋区。肝上面与膈和腹前壁相贴，肝下面与邻近的腹腔器官相接触。其左叶下面大部与胃前壁相接触，右叶下面前端邻接结肠右曲,右叶下面中部近肝门处邻接十二指肠;右叶下面后部紧邻右肾和右肾上腺。肝的位置可随呼吸、内脏活动及体位的不同,而产生一定范围的改变。站立及吸气时稍有下降,仰位和呼气时稍上升。在平静呼吸时其升降之差 2 ~ 3 cm,女性及小儿略低。

（三）肝的体表投影

肝上界与膈穹隆一致,其最高点在右侧相当于右锁骨中线与右第 5 肋相交点。左侧相当于左锁骨中线与第 5 肋间隙的交点。肝下界,在右侧与右肋弓大体一致,故体检时,在右肋弓下不能触及肝,但在剑突下约 3 cm 处可触及。呼吸时,肝可随膈上下移动。

（四）肝的血液循环

肝的血液供应丰富,有入肝和出肝两组血管。入肝的血管主要有肝固有动脉和肝门静脉。肝固有动脉在肝叶和肝段内反复分支,形成小叶间动脉,再反复分支形成毛细血管,穿过肝小叶周围,注入肝血窦。肝门静脉入肝后,随肝固有动脉反复分支,在肝小叶之间形成小叶间静脉。此静脉再分支形成毛细血管,穿过肝小叶周围,注入肝血窦。肝门静脉血液内含有来自胃肠的丰富营养物质,在肝血窦内被肝细胞吸收、加工后汇入中央静脉。所以,肝门静脉是肝的机能血管,而肝固有动脉则是肝的营养血管。出肝的血管是肝静脉。肝血窦的血液经过肝细胞的加工和物质交换后汇入中央静脉,出小叶后又汇入小叶下静脉。该静脉反复汇合,最后形成肝左静脉、肝中静脉和肝右静脉,汇入下腔静脉。

（五）肝的分叶和分段

肝内有 4 套管道,分别形成两个系统,即 Glisson **系统**和**肝静脉系统**。肝门静脉、肝固有动脉和肝管的各级分支在肝内的走行、分支和配布基本一致,且由结缔组织鞘共同包裹,组成 Glisson 系统。按照 Glisson 系统在肝内的分支和分布情况,肝被分为左、右两半肝、5 个叶、8 个段(图 2-21)。临床上根据叶、段的区分对肝病进行定位诊断和肝叶、肝段或半肝的切除术。

图 2-21　肝段

(六)胆囊和输胆管道

1.胆囊(gallbladder)　位于胆囊窝内,上面借结缔组织与肝相连,下面游离与横结肠的始部和十二指肠上部相邻。胆囊有贮存和浓缩胆汁的作用。

胆囊呈梨形,容量为 40~60 mL,分为底、体、颈、管 4 部分:前端圆钝,称**胆囊底**(fundus of gallbladder),常露出于肝的前缘,与腹前壁相贴,其体表投影在右锁骨中线与右肋弓交点处的稍下方。胆囊炎时,此处常有明显的压痛。由胆囊底向后延续的部分为**胆囊体**(body of gallbladder);后部稍细为**胆囊颈**(neck of gallbladder);由颈弯向左下的部分称**胆囊管**(cystic duct)。

2.输胆管道　简称胆道,是将胆汁输送至十二指肠的管道,胆道分肝内和肝外两部分。在肝内,胆小管汇合成小叶间胆管,再逐渐合成左、右肝管出肝门,汇合成**肝总管**(common hepatic duct)。肝总管与**胆囊管**(cystic duct)汇合成**胆总管**(common bile duct)。胆总管长 4~8 cm,经十二指肠上部后方下行,至十二指肠降部间与胰管汇合成略膨大的**肝胰壶腹**(hepatopancreatic ampulla),斜穿十二指肠降部后内侧壁,开口于**十二指肠大乳头**。在肝胰壶腹周围有增厚的环形平滑肌构成的**肝胰壶腹括约肌**(sphincter of hepatopancreatic ampulla)(或称 Oddi **括约肌**)包绕,可控制胆汁和胰液进入十二指肠。在正常情况下,肝胰壶腹括约肌保持收缩状态,胆囊扩张,由肝细胞分泌的胆汁经肝左右管、肝总管、胆囊管进入胆囊贮存并浓缩;进食后,尤其进高脂肪食物,胆囊收缩,肝胰壶腹括约肌舒张,胆囊内的胆汁经胆囊管、胆总管、肝胰壶腹、十二指肠大乳头,排入十二指肠(表2-2)。

表 2-2　胆汁的排泄途径

肝细胞产生胆汁→胆小管→小叶间胆管→肝左、右管→肝总管→胆总管→十二指肠
　　　　　　　　　　　　　　　　　　　　↓　↑
　　　　　　　　　　　　　　　　　　　　胆囊

二、胰

胰(pancreas)位于胃的后方,在第 1、2 腰椎水平横贴于腹后壁,其前面被有腹膜。胰质软,色灰红,分头、体、尾三部分:胰的右端膨大,称**胰头**(head of pancreas),位于第 2 腰椎右侧,被十二指肠环抱;中部呈棱柱状,为**胰体**(boby of pancreas),约居第 1 腰椎平面,前邻胃后壁,后邻下腔静脉、腹主动脉、左肾和左肾上腺;介于胰头和胰体之间的狭窄部分称胰颈,长约 2~2.5 cm,肠系膜上静脉和脾静脉在其后方汇合成肝门静脉。左端较细,伸向脾门,称**胰尾**(tail of pancreas)。

在胰的实质内,有一条自胰尾沿胰长轴右行的管道,称**胰管**(pancreatic duct),沿途有许多小管汇入,其与胆总管汇合后,共同开口于十二指肠大乳头。在胰头上部,常存在副胰管,开口于十二指肠小乳头。

（商丘医学高等专科学校　　司运辉）

呼吸系统

> 上、下呼吸道的概念;外鼻、鼻腔、鼻旁窦;喉、气管的位置与形态,主支气管的形态特点;肺的位置与形态;胸腔、胸膜与胸膜腔的概念,壁胸膜的分部及胸膜隐窝;胸膜与肺的体表投影;纵隔。

临床案例

> 患儿,男,3 岁。以哭闹时误吸瓜子后阵发性呛咳入院。查体:呼吸 25 次/min,呼吸时右侧胸部运动受限制,听诊右侧呼吸音降低,可闻及较多喘鸣音。X 射线透视检查可见心脏和纵隔向左侧移位。诊断:右支气管异物。治疗:支气管呼吸道异物取出术。
>
> 问题:为什么儿童哭闹时不能喂食食物? 其解剖学基础是什么? 气管异物易坠入何侧支气管? 气管镜钳取异物时判断气管分叉的标志是什么?

　　呼吸系统(respiratory system)由呼吸道和肺两部分组成。呼吸道是传送气体的管道,包括鼻、咽、喉、气管和各级支气管。临床上通常把鼻、咽、喉称为上呼吸道,把气管、主支气管及肺内的各级支气管称为下呼吸道。肺是进行气体交换的器官,由肺实质(支气管树和肺泡)及肺间质(结缔组织、血管、淋巴管、淋巴结和神经等)组成(图 3-1)。

　　呼吸系统执行人体与外界气体交换的功能,即不断地吸入外界的新鲜空气,呼出体内的二氧化碳,以保证人体的新陈代谢顺利进行。

图 3-1　呼吸系统概观

第一节　呼吸道

一、鼻

鼻（nose）由外鼻、鼻腔和鼻旁窦三部分组成，是呼吸道的起始部，也是嗅觉器官。

（一）外鼻

外鼻（external nose）由骨和软骨作为支架，外覆皮肤和少量皮下组织。上端狭窄的部分称鼻根。鼻根向下延伸成鼻背，其末端为鼻尖。鼻尖两侧呈弧状扩大称**鼻翼**。从鼻翼向外下方到口角的浅沟称鼻唇沟，面肌瘫痪时，瘫痪侧的鼻唇沟变浅或消失。鼻翼和鼻尖处皮肤含有丰富的皮脂腺及汗腺，是酒糟鼻和痤疮的好发部位。

（二）鼻腔

鼻腔（nasal cavity）由骨和软骨为基础，内面覆以黏膜或皮肤，被鼻中隔分为左、右两部。鼻腔向前经鼻孔与外界相通，向后经鼻后孔通鼻咽部，并以鼻阈为界，分为前下部的鼻前庭和后部的固有鼻腔。鼻阈是皮肤与鼻黏膜的分界标志。

1.**鼻前庭**（nasal vestibule） 是鼻腔前下份的扩大部，相当于鼻翼遮盖的部分。内面衬以皮肤，长有粗硬的鼻毛，具有过滤灰尘和净化吸入空气的作用。

2.**固有鼻腔**（proper nasal cavity） 是鼻腔的主要部分。在其外侧壁自上而下有三个突起，分别称上鼻甲、中鼻甲和下鼻甲。各鼻甲下方均有一裂隙，分别称上鼻道、中鼻道和下鼻道，在上鼻甲的后上方有一凹陷称**蝶筛隐窝**（图3-2）。上、中鼻道及蝶筛隐窝分别有鼻旁窦的开口，下鼻道的前部有鼻泪管的开口。左、右两侧鼻腔共同的内侧壁是鼻中隔（nasal septum），鼻中隔由筛骨垂直板、犁骨及鼻中隔软骨被覆黏膜而成。鼻中隔前下份有一**易出血区**，此区血管丰富而位置表浅，受外伤或干燥空气刺激，血管易破裂而出血。

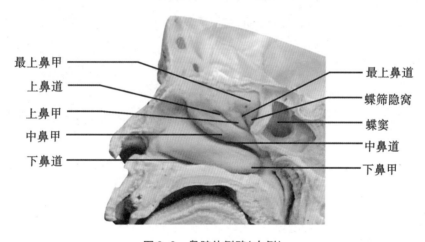

最上鼻甲
上鼻道
上鼻甲
中鼻甲
下鼻道

最上鼻道
蝶筛隐窝
蝶窦
中鼻道
下鼻甲

图3-2 鼻腔外侧壁（右侧）

鼻腔的黏膜按其生理功能分为嗅区和呼吸区。嗅区位于上鼻甲内侧面以及与其相对的鼻中隔黏膜，活体呈苍白色或浅黄色，含嗅细胞，能感受嗅觉。呼吸区鼻黏膜覆盖除嗅区以外的大部分，活体呈淡红色，黏膜表面被覆假复层纤毛柱状上皮，杯状细胞较多，固有层为疏松结缔组织，内有混合腺及丰富的静脉丛，对吸入的空气起加温、湿润作用。鼻炎时，静脉丛充血，黏膜肿胀，分泌物增多，鼻道变窄，影响通气。

（三）鼻旁窦

鼻旁窦（paranasal sinuses）由鼻腔周围含气骨腔覆以黏膜而成，共四对，包括**上颌窦**、**额窦**、**蝶窦和筛窦**（图3-3），筛窦又分前、中、后三群小房。上颌窦、额窦和筛窦的前、中群小房开口于中鼻道；筛窦的后群小房开口于上鼻道；蝶窦开口于蝶筛隐窝。鼻旁窦在协助调节吸入空气的温度、湿度上起重要作用，且对发音起共鸣作用。由于鼻旁窦黏膜与鼻黏膜连续，故鼻腔感染时，可蔓延至鼻旁窦引起鼻窦炎。上颌窦是鼻旁窦中最大的一对,因开口位于上颌窦内侧壁最高处,窦口高于窦底,所以上颌窦炎症引流不畅,易引发慢性炎症。同时窦底邻近上颌磨牙牙根,此处骨质菲薄,牙根感染常波及上颌窦,引起牙源性上颌窦炎。临床上鼻旁窦的炎症中以上颌窦炎最为多见,常经下鼻道前份穿通骨质较薄的上颌窦内侧壁进行上颌窦穿刺。

图 3-3   鼻旁窦

二、喉

喉(larynx)是呼吸和发音器官。喉以软骨为基础,借关节、韧带和肌肉连接而成。

(一)喉的位置

喉位于颈前部中份,成年人喉的上界平对第4、5颈椎体之间,下界平第6颈椎体下缘附近,女性和小儿的位置较高。喉上借甲状舌骨膜与舌骨相连;下接气管;喉前方被皮肤、筋膜和舌骨下肌群所覆盖;后方紧邻喉咽部;喉两侧邻颈部大血管、神经和甲状腺侧叶等。喉的活动性较大,当吞咽和发音时,可上下移动。

(二)喉软骨

喉软骨包括不成对的甲状软骨、环状软骨、会厌软骨和成对的杓状软骨等(图 3-4)。

1. **甲状软骨**   甲状软骨(thyroid cartilage)由左右两块近似方形软骨板在前方合成。两板前缘相连形成前角,前角的上端向前突出,称**喉结**(laryngeal prominence)。成年男性特别显著。两板后缘游离,向上、下各伸出一对突起,上方的一对细长,称上角,借韧带连于舌骨;下方的一对较粗短,称下角,与环状软骨构成环甲关节。

2. **环状软骨**   环状软骨(cricoid cartilage)位于甲状软骨下方,向下接气管,前部窄低,称环状软骨弓;后部高而宽阔,称环状软骨板。板上缘两侧各有小关节面与杓状软骨构成环杓关节。环状软骨弓平对第6颈椎,是颈部的重要标志之一。环状软骨是喉和气管中唯一完整环形的软骨,对保持呼吸道的畅通有重要作用,损伤后易引起喉狭窄。

3. **杓状软骨**   杓状软骨(arytenoid cartilage)位于环状软骨板上缘之上,左右各一。杓状软骨略呈三棱锥体形,尖向上,底朝下与环状软骨板相关节。底向前方的突起,称声带突,有声韧带附着;向外侧较钝的突起,称肌突,是喉肌的附着处。

图3-4　分离的喉软骨

4. 会厌软骨　会厌软骨(epiglottic cartilage)位于甲状软骨的后上方,喉入口的前方。形似树叶,上宽下窄。上端游离,下端借韧带连于喉结的后下方。当吞咽时,喉上提,会厌软骨遮盖喉口,以防止食物误入喉腔。

（三）喉的连结

喉的连结包括喉软骨之间以及喉软骨与舌骨、气管间的连结(图3-5)。

1. 环甲关节　环甲关节(cricothyroid joint)由甲状软骨下角与环状软骨两侧的关节面构成。甲状软骨通过此关节可在冠状轴上作前倾和复位运动,借以调节声带的紧张程度。前倾时,使声带紧张;复位时,使声带松弛。

2. 环杓关节　环杓关节(cricoarytenoid joint)由杓状软骨底和环状软骨板上缘的关节面连结构成。杓状软骨通过此关节可沿垂直轴做旋转运动,使声带突向内、外侧移动,因而能开大或缩小声门裂。杓状软骨也可作左右滑动。

3. 弹性圆锥　弹性圆锥(conus elasticus)为弹性纤维组成的膜性结构,自甲状软骨前角的后面,向下向后附着于环状软骨上缘和杓状软骨声带突。整体呈上窄下宽的圆锥状,此膜上缘游离,紧张于甲状软骨前角与杓状软骨声带突之间,称声韧带,是构成声带的基础。弹性圆锥前份较厚,位于甲状软骨下缘和环状软骨弓上缘之间,称环甲正中韧带,位置表浅,从体表易于触及,当急性喉阻塞时,可在此处进行穿刺或切开进行急救,以建立暂时的呼吸通道。

图 3-5　喉软骨及其连结

4. 甲状舌骨膜　甲状舌骨膜（thyrohyoid membrane）连于甲状软骨上缘与舌骨之间。

（四）喉腔

喉腔（laryngeal cavity）（图 3-6）向上借喉口通喉咽部，向下与气管相通。腔壁覆以黏膜，与咽和气管的黏膜相延续。

喉的入口称**喉口**（aditus laryngis），朝向后上方，由会厌上缘、两侧的杓状会厌襞和杓间切迹围成。在喉腔中部的侧壁上，有上、下两对呈矢状位的黏膜皱襞突入腔内。上方一对黏膜皱襞称**前庭襞**（vestibular fold），活体呈粉红色，与发音无直接关系，左右前庭襞间的裂隙，称**前庭裂**（rima vestibuli）；下方一对黏膜皱襞称**声襞**（vocal fold），在活体颜色较苍白，比前庭襞更为突向喉腔。左右声襞及杓状软骨基底部之间的裂隙，称**声门裂**（fissure of glottis），是喉腔最狭窄的部位。通常所称的**声带**（vocal cord）指声襞以及由其覆盖的声韧带和声带肌三者共同构成。

喉腔可借前庭襞和声襞分为三部分：①喉口至前庭裂平面间的部分称喉前庭，上宽下窄，前壁主要由会厌的喉面构成。②前庭裂平面至声门裂平面间的部分称喉中间腔，在喉腔的三部分中，喉中间腔容积最狭小。其向两侧突出的梭形隐窝，称喉室。③声门裂平面至环状软骨下缘平面之间的部分称声门下腔，向下通气管。声门下腔处黏膜下组织比较疏松，故炎症时易引起喉水肿；婴幼儿因喉腔较窄小，水肿时易引起喉阻塞，造成呼吸困难。

会厌

喉前庭

前庭襞

喉中间腔

喉室

声襞

声门下腔

环状软骨

甲状腺

气管软骨

气管

图 3-6 喉的冠状断面

（五）喉肌

喉肌均为骨骼肌，肌块细小，附着于喉软骨的内面和外面。根据喉肌的功能可分为两群。一群作用于环甲关节，使甲状软骨产生前倾和复位的运动，以紧张或松弛声韧带；另一群作用于环杓关节，使杓状软骨沿垂直轴旋转，从而扩大或缩小声门裂。因此喉肌的运动可控制发音的强弱和调节音调的高低。其中，环甲肌起自环状软骨弓前外侧面，向后上止于甲状软骨下缘和下角，作用是紧张声带。环杓后肌起自环状软骨板后面，向外上止于杓状软骨肌突，有开大声门裂并紧张声带作用（图 3-7）。当支配喉肌的神经损伤时，导致喉肌瘫痪，引起声音嘶哑等。

会厌

喉口

梨状隐窝

杓会厌皱襞

杓间切迹

杓斜肌

杓横肌

环杓后肌

环状软骨板

膜壁

图3-7 喉肌

三、气管和主支气管

气管和主支气管是连接喉与肺之间的管道,管壁均由软骨、平滑肌和结缔组织所构成。气管软骨以"C"形的透明软骨为支架,以结缔组织相连。缺口都朝向后方,被平滑肌和结缔组织构成的膜壁所封闭。所以管的后壁呈扁平状。

(一)气管

气管(trachea)通常由 16~20 个"C"形气管软骨借结缔组织相连,内面衬以黏膜构成。上端在平第 6 颈椎下缘附近连接环状软骨,经颈部正中,向下进入胸腔,在胸骨角平面分为左、右主支气管(图 3-8),左、右主支气管下方形成的夹角为 60°~80°。气管分杈处称**气管杈**(bifurcation of trachea),气管杈内面形成一个向上凸出的半月形纵嵴称气管隆嵴,是气管镜检查治疗的定位标志。

根据行程和位置,气管可分为颈、胸两部。颈部较粗,位置表浅,沿前正中线下行,在颈静脉切迹上方可以摸到。在第 2~4 气管软骨的前方有甲状腺峡,两侧邻近颈部大血管和甲状腺侧叶,后方与食管相邻。胸部较长,位于上纵隔内,两侧有重要的血管、神经。前面与胸骨之间有胸腺和大血管;后方仍紧贴食管。

尖段支气管	气管
右主支气管	左主支气管
右肺上叶支气管	上叶肺段支气管
后段支气管	左肺上叶支气管
前段支气管	左肺下叶支气管
右肺中叶支气管	上舌段支气管
右肺下叶支气管	下舌段支气管
前底段支气管	前底段支气管

图 3-8　气管与各级支气管（铸型标本）

临床应用：气管切开术

　　气管切开术系切开颈段气管前壁，插入气管套管，以解除喉源性呼吸困难、呼吸机能失常或下呼吸道分泌物潴留所致呼吸困难的一种急救手术。临床上气管切开时，常选取在第 3～5 气管软骨处施行。经过的层次由浅入深为皮肤、浅筋膜、深筋膜、舌骨下肌群、气管前筋膜和气管软骨环。第 2～4 气管软骨环前方有甲状腺峡，手术过程中应向上推开甲状腺峡，暴露气管前壁。术后应保持呼吸道通畅，防止伤口感染和术后并发症。

（二）主支气管

　　左、右主支气管由气管分出后，各自斜向外下方走行，分别经左、右肺门进入左、右肺。**左主支气管**（left principal bronchus）细而长，平均长 4～5 cm，走行较倾斜。**右主支气管**（right principal bronchus）短而粗，平均长 2～3 cm，走形较陡直。因此临床上气管内异物多坠入右主支气管。

第二节　肺

一、肺的位置和形态

　　肺（lungs）是最重要的呼吸器官，左右各一，位于胸腔内，纵隔两侧，膈的上方。右肺因受肝位置的影响,较宽短。左肺因受心偏向左侧的影响,较狭长。左肺被自后上方斜向前下方的斜裂分为上、下二个叶。右肺除有斜裂外,还有一条近于水平方向的水平裂,将右肺分为上、中、下三个叶。

肺表面覆以浆膜,为胸膜脏层,光滑湿润,透过脏胸膜可见许多多边形的肺小叶轮廓。幼儿肺呈淡红色,随年龄增长,由于吸入空气中灰尘的不断沉积,颜色逐渐变灰暗甚至蓝黑色。部分可呈棕黑色斑,吸烟者尤甚。肺组织质软而轻,富有弹性,呈海绵状。肺大致呈圆锥形,具有一尖、一底、两面和三缘(图3-9)。

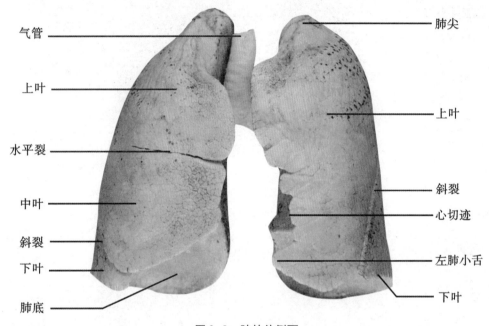

图3-9　肺的外侧面

肺尖呈钝圆形,向上经胸廓上口突至颈根部,高出锁骨内侧1/3段上方2~3 cm。肺底与膈相贴,又称膈面,向上方凹陷,与膈穹隆相一致。外侧面圆凸而广阔,邻接胸廓的前、后和外侧壁,又称肋面。内侧面邻贴纵隔,又称纵隔面(图3-10)。此面中部有一凹陷,称肺门,是主支气管、肺动脉、肺静脉、淋巴管和神经等出入肺的部位。这些出入肺门的结构,被结缔组织包绕在一起,构成肺根。肺的前缘薄锐,右肺前缘近于垂直,左肺前缘下部有左肺心切迹,心切迹下方的舌状突出部分,称左肺小舌。肺的后缘圆钝。肺的下缘也较薄锐,其位置可随呼吸上下移动。

二、肺内支气管和肺段

左、右主支气管入肺门后分出肺叶支气管,进入肺叶。肺叶支气管在各肺叶内再分为肺段支气管,并在肺内反复分支,呈树枝状,称支气管树。每一肺段支气管及其分支和它所属的肺组织共同构成一个**支气管肺段**(bronchopulmonary segments),简称肺段。肺段呈圆锥形,其尖朝向肺门,底朝向肺表面。各肺段有其固有位置,相邻肺段间仅以薄层结缔组织隔开。按照肺段支气管的分支分布,左、右肺各分为 10 个肺段。左肺上叶的尖段和后段支气管、下叶的内侧底段和前底段支气管均常发自一个支气管干,因此左肺可分为 8 个肺段。两肺肺段的名称和通用的编号见表 3-1。

图 3-10 肺的内侧面

表 3-1 肺段

左肺	右肺
上叶 { 尖段(SⅠ) 后段(SⅡ) 前段(SⅢ) }	上叶 { 尖段(SⅠ) 后段(SⅡ) } 尖后段(SⅠ+SⅡ) 前段(SⅢ) 上舌段(SⅣ) 下舌段(SⅤ)
中叶 { 外侧段(SⅣ) 内侧段(SⅤ) }	
下叶 { 上段(SⅥ) 内侧底段(SⅦ) 前底段(SⅧ) 外侧底段(SⅨ) 后底段(SⅩ) }	下叶 { 上段(SⅥ) 内侧底段(SⅦ) 前底段(SⅧ) } 内前底段(SⅦ+SⅧ) 外侧底段(SⅨ) 后底段(SⅩ)

三、肺的血液循环

肺有两套血管:即功能性血管和营养性血管。①功能性血管为肺动脉和肺静脉,参与气体交换。肺动脉自肺门进入肺后,其分支与各级支气管伴行,直至肺泡隔内形成毛细血管网。毛细血管内的血液与肺泡进行气体交换后,汇入小静脉;小静脉行于肺小叶间结缔组织内,不与肺动脉的分支伴行;当汇集成较大的静脉后,才与支气管及肺动脉分支伴行,最终汇合成肺静脉。②营养性血管为支气管动脉和支气管静脉,支气管动脉供给肺氧气和营养物质。支气管动脉与支气管的分支伴行,其终末支至呼吸性细支气管时,一部分毛细血管网与肺动脉的毛细血管网吻合,汇入肺静脉;另一部分则汇成支气管静脉,与支气管伴行,经肺门出肺。

第三节　胸膜和纵隔

一、胸膜、胸膜腔与胸腔的概念

胸膜(pleura)是一层薄而光滑的浆膜,可分为脏胸膜和壁胸膜两部分。脏胸膜紧贴于肺的表面,并折入左右肺斜裂和右肺水平裂内。壁胸膜衬贴于胸壁内面、膈上面和纵隔侧面。脏、壁两层胸膜在肺根部互相移行,共同围成一个封闭的腔隙称**胸膜腔**(pleural cavity)。胸膜腔左右各一,互不相通。由于脏、壁两层胸膜相互贴附在一起,所以胸膜腔实际上是潜在性的腔隙,为负压,腔内仅有少量浆液,以减少呼吸时脏、壁两层胸膜间的摩擦。

胸腔(thoracic cavity)由胸廓与膈围成,上界为胸廓上口与颈部相通,下界借膈与腹腔分隔。胸腔内可分为三部分,即左、右两侧为胸膜腔和肺,中间为纵隔。

二、胸膜的分部及胸膜隐窝

壁胸膜根据所在位置可分为4部分:突出于胸廓上口,覆盖于肺尖上方的部分,称胸膜顶;衬贴于肋骨与肋间肌内面的部分,称肋胸膜;贴附于膈上面的部分,称膈胸膜;呈矢状位衬覆于纵隔两侧的部分,称纵隔胸膜。

壁胸膜各部互相转折处,胸膜腔留有一定间隙,在深吸气时肺缘也不能伸入此空间,这些间隙称**胸膜隐窝**(pleural recesses)。其中最大最重要的胸膜隐窝是**肋膈隐窝**,为肋胸膜与膈胸膜相互转折处,在人体直立时为胸膜腔最低部位,胸膜腔积液首先积聚于此。

三、肺及胸膜的体表投影

(一)肺的体表投影

两肺前缘的投影起自锁骨内侧端上方2～3 cm处的肺尖,向内下方斜行,经胸锁关节后方至胸骨柄后面,约在第2胸肋关节水平,左右靠拢并垂直下降。右肺前缘由此再下行至第6胸肋关节处弯向外下方,移行于右肺下缘;左肺前缘因有心切迹,故在第4胸肋关节处即沿第4肋软骨向外下方,至第6肋软骨中点处移行于左肺下缘。平静呼吸时,两肺下缘各沿第6肋向外后走行,在锁骨中线处与第6肋相交,在腋中线处与第8肋相交,在肩胛线处与第10肋相交,在接近脊柱时平第10胸椎棘突高度(图3-11)。当深呼吸时,两肺下缘均可向上、下各移动 2~3 cm。

（二）胸膜的体表投影

两侧胸膜顶和胸膜前界的投影,基本与肺尖和肺前缘一致。两侧胸膜下界的体表投影,比两肺下缘的投影约低 1~2 个肋骨。即在锁骨中线处与第 8 肋相交,在腋中线处与第 10 肋相交,在肩胛线处与第 11 肋相交,在脊柱旁平第 12 胸椎棘突高度。肺下缘与胸膜下界的体表投影对比见表 3-2。

表 3-2 肺和胸膜下界的体表投影

肺和胸膜下界	锁骨中线	腋中线	肩胛线	后正中线
肺下界	第 6 肋	第 8 肋	第 10 肋	第 10 胸椎棘突
胸膜下界	第 8 肋	第 10 肋	第 11 肋	第 12 胸椎棘突

图 3-11 胸膜和肺的体表投影

四、纵隔

(一)纵隔的概念和境界

纵隔(mediastinum)是左、右纵隔胸膜之间的全部器官、结构和结缔组织的总称。纵隔的境界:前界为胸骨,后界为脊柱胸段,两侧界为纵隔胸膜,上界达胸廓上口,下界为膈。

(二)纵隔的分部

通常以胸骨角平面(平对第4胸椎体下缘)为界,将纵隔分为上纵隔和下纵隔两部分(图3-12)。下纵隔再以心包为界分为前、中、后三部分,即胸骨与心包前面之间的前纵隔;心包、心以及与其相连大血管根部所占据的中纵隔;心包后面与脊柱胸段之间的后纵隔。

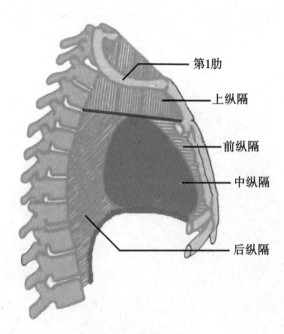

第1肋
上纵隔
前纵隔
中纵隔
后纵隔

图3-12　纵隔的区分

1. **上纵隔**　内主要含有胸腺、头臂静脉、上腔静脉、主动脉弓及其分支、迷走神经、膈神经、喉返神经、食管胸部、气管胸部及胸导管和淋巴结等。

2. **前纵隔**　内有胸腺下部、少量淋巴结和疏松结缔组织。

3. **中纵隔**　为纵隔下部最宽阔的部分,其内有心包、心和与心相连的大血管(升主动脉、肺动脉干及其分支、上腔静脉、左和右肺静脉)、膈神经、奇静脉弓等。

4.后纵隔 内有主支气管、食管胸部、胸主动脉、胸导管、奇静脉和半奇静脉、迷走神经、胸交感干、淋巴结等。

（南阳医学高等专科学校 时炳钦 刘荣志）

第四章

泌尿系统

学习要点

泌尿系统的组成和功能,肾的位置和形态,肾的微细结构,输尿管的行程及三个狭窄部位;膀胱的位置、形态及膀胱三角的形成。

临床案例

患者,男,21岁,大二学生。打篮球时突感右腰部巨痛,疼痛向下腹和会阴部放射,出现肉眼血尿而被送往医院诊治。检查体温 37.5 ℃,心率 90 次/min,呼吸 18 次/min,血压 120/85 mmHg。急性痛苦面容,大汗。辅助检查:①尿样检查报告为血尿。②B 超显示右肾肾盂轻度扩张,右输尿管上段 1.5 cm×1.1 cm 结石。诊断:右侧输尿管上段结石。

问题:输尿管位于何处? 尿路结石易滞留于哪些部位?

泌尿系统(urinary system)由肾、输尿管、膀胱及尿道组成(图 4-1),主要功能是排出机体在新陈代谢中所产生能溶于水的废物(如尿素、尿酸、肌酐)、多余的水和某些无机盐类等。肾是产生尿液的器官,尿液经输尿管输送到膀胱暂时储存,当尿液达到一定量后,在神经系统的调节下,经尿道排出体外,输尿管、膀胱及尿道为排尿管道。

肾可调节体内液体的总量、血浆离子成分、渗透压和酸碱度等。尿的质和量经常随机体内环境的改变而发生变化,对保持内环境的相对稳定和电解质平衡起重要作用。此外,肾还有内分泌功能,能产生和释放肾素、前列腺素等。若肾功能发生障碍,代谢产物蓄积于体内,改变了内环境的理化性质,则导致相应的病变,严重时可导致尿毒症,甚至危及生命。

右肾

左肾

肾窦

输尿管

膀胱

前列腺

输精管

尿道

阴茎海绵体

睾丸

阴茎

图4-1　男性泌尿生殖器

第一节　肾

一、肾的形态

肾是实质性器官,形似蚕豆,左右各一(图4-2)。新鲜的肾为红褐色,质柔软,表面光滑。肾的大小因人而异,男性一侧肾重 120~150 g,平均长约 10 cm,宽约 5 cm,厚约 4 cm,一般女性肾略小于男性。肾可分为上、下两端,前、后两面,内、外侧两缘。肾的上、下端都较钝圆;前面较凸,朝向前外侧;后面较扁平,紧贴腹后壁;肾外侧缘隆凸;内侧缘中部凹陷称**肾门**(renal hilum)。肾门为肾的血管、神经、淋巴管及肾盂等出入的门户。出入肾门诸结构被结缔组织包裹称**肾蒂**(renal pedicle)。肾蒂主要结构的排列关系:自前向后依次为肾静脉、肾动脉和肾盂;自上而下依次为肾动脉、肾静脉和肾盂。右侧肾蒂较左侧短,在手术时可造成一定的困难。肾门向肾实质凹陷形成的腔隙称**肾窦**(renal sinus),内含肾盂、肾盏、肾血管、淋巴管、神经及脂肪组织等结构。

图 4-2　肾和输尿管

二、肾的位置

肾位于腹膜后方,脊柱两侧,贴靠腹后壁的上部,是腹膜外位器官。肾的长轴向外下倾斜,一般左肾上端平第 11 胸椎体下缘,下端平第 2 腰椎体下缘;右肾由于受肝的影响比左肾低,即右肾上端平第 12 胸椎体上缘,下端平第 3 腰椎体上缘。第 12 肋分别斜过左肾后面的中部和右肾后面的上部。肾门约平第 1 腰椎体平面,在竖脊肌的外侧缘与第 12 肋之间的部位称**肾区(脊肋角)**,肾门在腹后壁的体表投影一般位于此区(图 4-3)。在某些肾疾病患者,叩击或触压此区可引起疼痛。

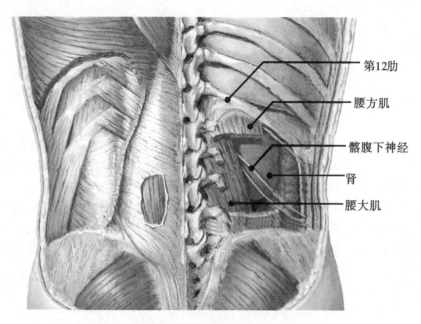

第12肋
腰方肌
髂腹下神经
肾
腰大肌

图 4-3　肾与肋骨和椎骨的位置关系(后面观)

肾的位置可随呼吸和体位而上下移动,幅度为 2 ~ 3 cm。肾的位置一般女性低于男性,儿童低于成人,新生儿肾的位置则更低,甚至可达髂嵴附近。

三、肾的被膜

肾的表面包有三层被膜,由内向外为纤维囊、脂肪囊和肾筋膜(图 4-4)。

肾静脉
肾动脉
椎间盘
腰大肌
竖脊肌

空肠
肾筋膜
纤维囊
肾
脂肪囊
背阔肌

图 4-4　肾的被膜

临床应用：肾囊封闭术

临床行肾囊封闭术是通过穿刺的方法，把普鲁卡因等药物注入肾脂肪囊，以达到消除疼痛等目的的一项治疗技术。主要用于治疗急性无尿症、功能性尿潴留、麻痹性肠梗阻、术后腹胀、肾痛等。部位选择：在腰部第12肋骨下缘，竖脊肌外侧缘与髂嵴之间的区域，或者在第1腰椎棘突外侧5 cm处，是进入肾的较短径路。在竖脊肌外侧缘与第12肋交点之下方约1 cm处做局部麻醉。穿经结构：由浅入深依次穿经皮肤、浅筋膜、背阔肌、胸腰筋膜、腹横肌起始部腱膜、腰方肌、肾旁脂肪、肾后筋膜，最后刺入肾脂肪囊后部。

1. **纤维囊**（fibrous capsule） 为紧贴肾表面的薄层致密而坚韧的结缔组织膜，内含少量的弹性纤维。正常情况下，纤维囊易与肾实质分离，而在病理情况下，则可与肾实质发生粘连，不易剥离。在肾破裂修复或肾部分切除时，需缝合此膜。

2. **脂肪囊**（adipose capsule） 为包在纤维囊外周的囊状脂肪组织层，在肾的周缘脂肪最厚，并从肾门伸入到肾窦内与其脂肪组织相连。脂肪囊对肾起弹性垫样保护作用。

3. **肾筋膜**（renal fascia） 围绕肾脂肪囊外，肾筋膜分前、后两层，包绕肾和肾上腺。两层在肾上腺上方和肾的外侧缘处互相融合。在肾的下方两层分开，其间有输尿管通过。在肾的内侧，前层在肾前面向内侧延伸，与对侧肾筋膜前层相续，后层与腰大肌筋膜、腰方肌筋膜和髂筋膜相连接。肾筋膜向深面发出许多结缔组织小束，穿过脂肪囊连于纤维囊，对肾起固定作用。

肾的正常位置靠多种因素来维持，除肾的被膜外，肾血管、肾的邻近器官、腹内压以及腹膜等对肾均起固定作用。当肾的固定结构不健全时，则可引起肾下垂或游走肾。

四、肾的构造

在肾的冠状切面上，肾实质分为外周的肾皮质和深部的肾髓质（图4-5）。

1. **肾皮质**（renal cortex） 约占肾浅层厚度的1/3，血管丰富，新鲜标本呈红褐色，肾皮质深入肾髓质内的部分称**肾柱**（renal columns）。

2. **肾髓质**（renal medulla） 约占肾深层厚度的2/3，血管少，色较淡。髓质内有15~20个圆锥形的**肾锥体**（renal pyramids），肾锥体呈圆锥形，锥体底朝向肾皮质并与皮质相连接，从肾锥体底呈辐射状深入皮质的条纹，称**髓放线**（medullary ray）；位于髓放线间的肾皮质，称**皮质迷路**（cortical labyrinth）。尖端钝圆，呈乳头状突入肾小盏内，称**肾乳头**（renal papillae）。每个肾乳头顶端有许多乳头孔（papillary），是乳头管的开口。肾产生的尿液经乳头孔流入肾小盏。每个肾小盏接受1~3个肾乳头，2~3个肾小盏合成一个**肾大盏**（major renal calices），每肾有2~3个肾大盏，再汇合成一个前后扁平约呈漏斗状的**肾盂**（renal pelvis）。肾盂出肾门后，弯向下，逐渐变细移行为输尿管。

图4-5 肾冠状切面

图中标注：肾皮质、肾锥体、肾窦、肾动脉、肾静脉、肾盂、输尿管、肾小盏、肾大盏、肾乳头、肾柱

第二节 输尿管

输尿管(ureter)是位于腹膜后方的一对细长的肌性管道,起自肾盂下端,终于膀胱,长 25 ~ 30 cm。通过平滑肌节律性蠕动,可将尿液不断排入膀胱。

输尿管根据行程分为腹段、盆段和壁内段等三段。腹段自肾盂下端起始后,沿腰大肌前面下行,达小骨盆入口处,左输尿管跨越左髂总动脉末端前方,右输尿管则跨越右髂外动脉起始部的前方,进入盆腔移行于盆段。盆段沿盆壁血管神经表面形向前下,男性输尿管在与输精管交叉后,从膀胱底外上角向前内斜穿膀胱底;女性输尿管经子宫颈两侧达膀胱底,在距子宫颈外侧约 1 ~ 2 cm 处,有子宫动脉横过其前上方。当子宫手术结扎子宫动脉时,注意此关系,不要误伤输尿管。壁内段为输尿管斜穿膀胱壁的部分,以输尿管口开口于膀胱内面。当膀胱充盈时,膀胱内压升高,压迫壁内段,使管腔闭合,可阻止尿液由膀胱向输尿管反流。由于输尿管的蠕动尿液仍可不断地进入膀胱。

输尿管全程有三处生理性狭窄:①肾盂与输尿管移行处;②输尿管跨过髂血管处;③壁内段。这些狭窄处是输尿管结石易滞留的部位。

第三节 膀 胱

膀胱(urinary bladder)是储存尿液的囊状肌性器官,并借平滑肌收缩将尿液排入尿道。膀胱的形状、大小、位置及壁的厚度均随尿液的充盈程度、年龄、性别不同而异。膀胱的平均容量,一般正常成人为 300～500 mL,最大容量可达 800 mL。

一、膀胱的形态和分部

膀胱空虚时,呈三棱锥体形,可分为尖、底、体、颈四部分。膀胱尖细小,朝向前上方。膀胱底近似三角形,朝向后下方。膀胱尖与膀胱底之间的部位为膀胱体。膀胱的最下部称膀胱颈,以尿道内口与尿道相接。膀胱各部之间无明显界限,充盈时呈卵圆形。

二、膀胱的位置和毗邻

成人的膀胱位于小骨盆腔的前部(图4-6)。其上面被有腹膜,前方贴近耻骨联合;后方在男性为精囊、输精管壶腹和直肠,在女性为子宫颈和阴道;膀胱颈的下方,在男性邻接前列腺,女性邻接尿生殖膈。膀胱空虚时,膀胱尖不超过耻骨联合上缘。膀胱充盈时,膀胱尖即上升至耻骨联合以上,这时腹前壁折向膀胱的腹膜也随之上移,使膀胱的前下壁直接与腹前壁相贴。此时在耻骨联合上方进行膀胱穿刺或膀胱手术时,可避免损伤腹膜。

膀胱		直肠
耻骨联合面		尿道内口
前列腺		尿道前列腺部
		尿道膜部
阴茎海绵体		尿道球
舟状窝		肛门
尿道外口		尿道海绵体部
阴囊		阴囊中隔

图4-6 男性盆腔正中矢状断

三、膀胱壁的结构特点

膀胱壁由内向外分为黏膜、肌层和外膜三层。空虚时,黏膜由于肌层的收缩而形成许多皱襞,当膀胱充盈时,皱襞可全部消失。但在膀胱底的内面两输尿管口与尿道内口之间,有一个三角形区域称**膀胱三角**(trigone of bladder)(图4-7)。由于此区缺少黏膜下层,黏膜与肌层紧密相连,无论膀胱处于空虚或充盈时,黏膜均保持平滑状态,不形成皱襞。膀胱三角是肿瘤、结核和炎症的好发部位,膀胱镜检查时应特别注意。

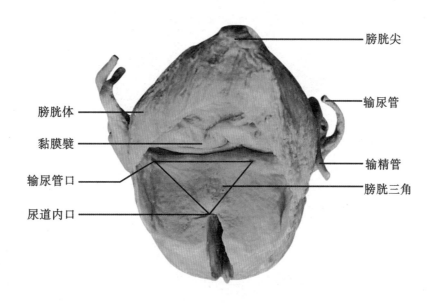

图 4-7 膀胱三角

第四节 尿道

尿道(urethra)是膀胱与体外相通的一段管道,男、女性尿道差异很大,男性尿道见男性生殖器。**女性尿道**(female urethra)(图 4-8)较男性尿道短、宽,且较直,长 3~5 cm,仅有排尿功能。起于膀胱的尿道内口,经阴道前方行向前下,穿过尿生殖膈,以尿道外口开口于阴道前庭。尿道穿尿生殖膈时,周围有尿道阴道括约肌环绕,可控制排尿。由于女性尿道短、宽而直,故易引起逆行尿路感染,也可经尿道移除小的结石、异物和赘生物。

膀胱

尿道内口

女性尿道

尿道外口

图 4-8　女性膀胱和尿道

（河南省解剖学技术院士工作站　王明鹤）

第五章

生殖系统

学习要点

男女性生殖系统的组成和功能;男性内生殖器的组成;睾丸的形态、位置;附睾的位置、形态;输精管和射精管的行程及精索的概念;前列腺的位置、形态和分叶;男性尿道的分部、狭窄和弯曲。卵巢的位置、形态;输卵管的位置分部,输卵管结扎的理想部位、受精的常见部位、识别输卵管的标志;子宫的韧带、位置形态;阴道的位置、形态;乳房的形态、构造。

临床案例

患者,男,69岁,退休干部。患者自8年前出现排尿困难,2 d前出现不能排尿遂来院就诊。入院时查体:前列腺指诊肿大,质硬,中央沟消失。B超示:前列腺大小为6.4 cm×6.5 cm×6.3 cm,呈球形,突入膀胱。诊断:良性前列腺增生合并慢性尿潴留。治疗:采用前列腺电切手术进行手术根治前列腺增生,术后排尿通畅。

问题:为什么男性前列腺肥大可引起排尿困难? 前列腺增生最常用的体检方法是什么?

生殖系统(reproductive system)包括男性生殖系统和女性生殖系统。男、女生殖系统都可分为内生殖器和外生殖器两部分。内生殖器位于体内,包括生殖腺、生殖管道和附属腺;外生殖器位于体表。生殖系统的主要功能是:产生生殖细胞、孕育新个体和分泌性激素。

第一节 男性生殖系统

男性内生殖器(organa genitalia virilia)包括睾丸、附睾、输精管、射精管、男性尿道、附属腺(精囊腺、前列腺和尿道球腺)。睾丸具有产生男性生殖细胞(精子)和分泌雄激素的功能。睾丸产生的精子,储存于附睾内,射精时再经输精管、射精管和尿道排出体外。附属腺的分泌物参与精液的构成,对精子起着营养、稀释及增强其活力的功能。男性外生殖器包括阴茎和阴囊。

一、睾丸

(一)睾丸的位置和形态

睾丸(testis)(图5-1)位于阴囊内,左右各一,呈略扁的椭圆形,表面光滑。分上下两端、前后两缘和内外两侧面。睾丸的上端及后缘有附睾附着,后缘有血管、神经和淋巴管出入。睾丸的下端及前缘游离。睾丸的外侧面较隆凸,与阴囊外侧壁相贴;内侧面较平坦,与阴囊隔相贴。

睾丸可随年龄而变化,新生儿的睾丸相对较大,睾丸在性成熟以前发育较慢,以后随着性的成熟而迅速发育,老年人的睾丸则随着性功能的衰退而逐渐萎缩、变小。

输精管

附睾头

附睾体

睾丸

附睾尾

图5-1　睾丸和附睾的结构

(二)睾丸的一般结构

睾丸表面包有一层厚而坚韧的纤维膜,称**白膜**(tunica albuginea)。白膜在睾丸后缘增厚并突入睾丸内形成**睾丸纵隔**(mediastinum testis)。从睾丸纵隔发出许多放射状的睾丸小隔(septula testis),将睾丸实质分成 200 多个锥体形的**睾丸小叶**(lobules testis)。睾丸小叶内含有盘曲的**精曲小管**(contorted seminiferous tubule),精曲小管的上皮能生成精子。睾丸间质是位于精曲小管之间的疏松结缔组织,青春期开始,睾丸间质细胞即在腺垂体分泌的间质细胞刺激素(ICSH)的作用下合成和分泌雄激素,主要是睾酮。雄激素可促进精子的发生,刺激男性生殖器官的发育,激发和维持男性的第二性征,维持正常性功能。

二、附睾、输精管和射精管

(一)附睾

附睾(epididymis)呈新月形,紧贴睾丸的后缘和上端。上端膨大为附睾头,中部为附睾体,下端较细为附睾尾。附睾头由睾丸输出小管盘曲而成,睾丸输出小管的末端汇合成一条附睾管,附睾管迂回盘曲,沿睾丸后缘下降,形成附睾体和附睾尾。附睾尾向后上弯曲,移行为输精管。附睾为暂时储存精子的器官,其分泌物还可以营养精子,并促进精子进一步成熟。附睾是结核病的好发部位。

(二)输精管

1. 输精管的形态和分部　**输精管**(ductus deferens)是附睾管的直接延续,长约50 cm。输精管的管壁较厚,管腔细小,因而,活体触摸时呈坚实的细索状。输精管可分为四部分:

(1)睾丸部　起自附睾尾,沿睾丸的后缘上行至睾丸的上端移行为精索部。

(2)精索部　为睾丸上端至腹股沟管浅环之间的一段,此段的位置表浅,皮下易于触及,是输精管结扎的常见部位。

(3)腹股沟部　是输精管位于腹股沟管内的一段。

(4)盆部　为输精管最长的一段,输精管出腹股沟管深环后,沿盆壁向下走行,经输尿管末端的前方至膀胱底的后面。在此,两侧输精管逐渐靠近,并扩大形成输精管壶腹,其末端变细,与精囊的排泄管汇合形成射精管。

2. 精索(spermatic cord)　为一对柔软的圆索状结构,自腹股沟管深环经腹股沟管延至睾丸上端。精索由输精管、睾丸动脉、蔓状静脉丛、输精管动静脉、神经、淋巴管和鞘韧带等外包被膜而构成。

(三)射精管

射精管(ejaculatory duct)长约 2 cm,斜穿前列腺实质,开口于尿道的前列腺部。

三、附属腺

(一)精囊

精囊(seminal vesicle)为一对长椭圆形的囊状器官,表面凸凹不平,位于膀胱底的后面,输精管壶腹的外侧(图5-2)。精囊的分泌物呈淡黄色,参与精液的构成。

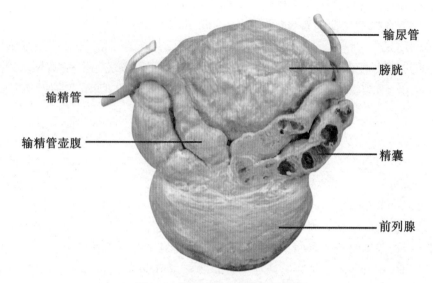

图5-2　精囊、前列腺和尿道球腺

（二）前列腺

1. 前列腺的位置与形态　前列腺（prostate）是附属腺中最大的一个，属实质性器官。前列腺形似栗子。上端宽大称前列腺底，与膀胱颈相接，有尿道穿入。下端尖细称前列腺尖，与尿生殖膈相邻，尿道由此穿出。底与尖之间的部分称前列腺体。体的后面较平坦，正中有一纵形的浅沟称前列腺沟。近底的后缘有一对射精管穿入前列腺，开口于尿道的前列腺部。

2. 前列腺的分叶　前列腺一般分为5个叶：前叶、中叶、后叶和两个侧叶。前叶很小，位于尿道前方；中叶称楔形，位于尿道和射精管之间；后叶位于射精管以下和侧叶的后方；两个侧叶紧贴尿道的侧壁。

3. 前列腺年龄变化特点　小儿的前列腺很小，性成熟期腺组织迅速生长。老年前列腺肥大，可压迫尿道，引起排尿困难甚至尿潴留。直肠指诊可触及前列腺的后面和前列腺沟，前列腺肥大时，前列腺沟消失。

（三）尿道球腺

尿道球腺（bulbourethral gland）为一对如黄豆大小的球形腺体，位于尿生殖膈内。其排泄管细长，开口于尿道球部。尿道球腺的分泌物参与精液的构成。

四、阴囊和阴茎

（一）阴囊

阴囊（scrotum）为一皮肤囊袋（图5-3），位于阴茎的后下方。皮肤薄而柔软，颜色深暗，成人生有少量阴毛，正中有一纵形的阴囊缝。阴囊壁由皮肤和肉膜组成。

输精管腹股沟管部

输精管精索部

输精管睾丸部

阴茎

附睾

精索外筋膜
精索内筋膜
提睾肌
鞘膜腔
睾丸
阴囊

图 5-3　阴囊和阴茎

肉膜(dartos coat)是阴囊的浅筋膜,含有平滑肌纤维。平滑肌可随外界温度的变化而收缩,以调节阴囊内的温度,使其低于体温 1 ~ 2 ℃,有利于精子的发育。肉膜在正中线向深部发出阴囊中隔,将阴囊腔分为左、右两部分,各容纳一侧的睾丸和附睾。

在肉膜的深面有包绕睾丸和精索的被膜,由外向内为:①精索外筋膜:是腹外斜肌腱膜的延续。②提睾肌:来自腹内斜肌和腹横肌,有上提睾丸的作用。③精索内筋膜:来自腹横筋膜。④睾丸鞘膜:来源于腹膜,只包睾丸和附睾,分脏、壁两层。脏层紧贴睾丸和附睾表面,壁层衬于精索内筋膜的内面,两层在睾丸后缘互相移行,共同围成封闭的鞘膜腔,内有少量浆液。腔内可因鞘突未闭或炎症等引起液体增多,形成睾丸鞘膜腔积液。

(二) 阴茎

阴茎(penis)可分为头、体、根三部分(图 5-4)。后端为阴茎根,附于耻骨下支、坐骨支和尿生殖膈。中部为阴茎体,呈圆柱状,悬于耻骨联合的前下方。前端膨大为阴茎头,其尖端有矢状位的尿道外口。在头与体交界处为阴茎颈。

阴茎主要由两条阴茎海绵体和一条尿道海绵体组成,外面包以筋膜和皮肤。**阴茎海绵体**(cavernous body of penis)左、右各一,位于阴茎的背侧。**尿道海绵体**(cavernous body of penis)位于阴茎海绵体的腹侧,尿道贯穿其全长。尿道海绵体中部呈圆柱形,其前、后端均膨大,前端膨大为阴茎头,后端膨大为**尿道球**(bulb of urethra)。尿道球位于两阴茎脚之间,附于尿生殖膈的下面。

每个海绵体的表面均包有一层坚厚的纤维膜,称海绵体白膜。海绵体由许多海绵体小梁和腔隙组成,腔隙是与血管相通的窦隙。当腔隙充血时,阴茎即变粗变硬而勃起。三个海绵体外面共同包有阴茎深、浅筋膜和皮肤。阴茎皮肤薄而柔软,在阴茎颈处游离,向前延伸并返折成双层的皮肤皱襞包绕阴茎头,称**阴茎包皮**(prepuce of penis)。在阴茎头腹侧中线上,包皮与尿道外口下端相连的皮肤皱襞,称**包皮系带**(frenulum of prepuce)。作包皮环切手术时,注意勿伤及包皮系带,以免影响阴茎的正常勃起。

幼儿的包皮较长,包着整个阴茎头,包皮口也小。随着年龄的增长,由于阴茎的不断增大而包皮逐渐向后退缩,包皮口逐渐扩大。若包皮盖住尿道外口,但能够上翻露出尿道外口和阴茎头时,称包皮过长。若包皮口过小,包皮完全包着阴茎头不能翻开时,称包茎。在这些情况下,都易因包皮腔内污垢的刺激而发生炎症,也可成为诱发阴茎癌的一个因素。

图 5-4　阴茎的构造

五、男性尿道

(一)男性尿道的分部

男性尿道兼有排尿和排精的功能。起于膀胱的尿道内口,终于尿道外口,成年男性尿道长 16~22 cm。全长分为三部:即前列腺部、膜部和海绵体部。临床上称前列腺部和膜部为后尿道,海绵体部为前尿道。

1. **前列腺部**(prostatic part)　为尿道贯穿前列腺的部分,长约 2.5 cm,管腔中部扩大呈梭形。其后壁上有射精管和前列腺排泄管的开口。

2. **膜部**(membranous part)　为尿道贯穿尿生殖膈的部分,短而窄,长约 1.2 cm,其周围有尿道括约肌(骨骼肌)环绕,可控制排尿。

3. **海绵体部**(cavernous part)　为尿道贯穿尿道海绵体的部分,长约 15 cm,尿道球内的尿道较宽阔,称尿道球部,尿道球腺管开口于此。在阴茎头内尿道扩大成尿道舟状窝。

(二)男性尿道的狭窄与弯曲

男性尿道在行径中粗细不一,它有三处狭窄、三处扩大和两个弯曲。三处狭窄分别位于尿道内口、膜部和尿道外口。三处扩大分别位于前列腺部、尿道球部和尿道舟状窝。两个弯曲:一为耻骨下弯,在耻骨联合的下方,凹向前上方,位于前列腺部、膜部和海绵体部的起始段,此弯恒定无变化;另一个弯曲为耻骨前弯,在耻骨联合前下方,凹向后下方,位于海绵体部,如将阴茎向上提起,此弯曲可以消失。临床上向男性尿道插入导尿管或器械时,便采取这种位置。

第二节　女性生殖系统

女性生殖系统包括内生殖器和外生殖器。内生殖器包括卵巢、输卵管、子宫和阴道,附属腺(前庭大腺)。卵巢具有产生女性生殖细胞(卵子)和分泌女性激素的功能。卵巢排出的卵子经腹膜腔进入输卵管,若与精子相遇而受精,受精卵边卵裂边移至子宫。达到子宫时已形成胚泡,即在子宫内着床、发育成胎儿。分娩时,胎儿从子宫经阴道娩出。外生殖器统称女阴。乳房与女性生殖密切相关,故也在本节中讲述。

一、卵巢

(一)卵巢的位置和形态

卵巢(ovary)左、右各一,位于盆腔内,贴于盆腔侧壁的卵巢窝内(图5-5)。卵巢呈扁卵圆形,可分内外侧两面、前后两缘和上下两端。外侧面与盆腔相贴;内侧面与小肠相邻。前缘有血管、神经等出入;后缘游离。卵巢的上端与输卵管伞相接触,并借**卵巢悬韧带**(suspensory ligament of ovary)连于骨盆上口;下端借**卵巢固有韧带**(proper ligament of ovary)连于子宫角上。

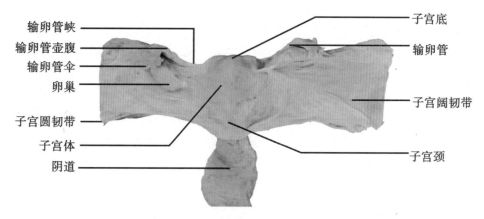

图5-5　女性内生殖器

卵巢的形态、大小随年龄变化很大。幼女的卵巢较小,表面光滑。性成熟期体积最大,此后经多次排卵,表面因瘢痕而凸凹不平。35~40岁时,卵巢开始缩小,50岁左右则随月经的停止而逐渐萎缩。

(二)卵巢的内分泌功能

卵巢分泌雌激素和孕酮,雌激素能促进女性生殖器官的发育,激发和维持女性的第二性征。孕酮在雌激素的作用基础上,进一步的刺激子宫内膜增生及子宫腺的分泌,使子宫内膜有利于胚泡的着床。此外,卵巢门处的细胞还能产生雄激素,若此处细胞增生或发生肿瘤,患者可出现男性化特征。

二、输卵管

输卵管(uterine tube)是一对输送卵子、精子和孕卵的弯曲管道,长约 10 ~ 12 cm。连于子宫底的两侧,包裹在子宫阔韧带上缘内。其外侧端游离,以**输卵管腹腔口**(abdominal orifice of uterine)开口于腹膜腔;内侧端连于子宫以**输卵管子宫口**(uterus orifice of uterine)开口于子宫腔。故女性腹膜腔经输卵管、子宫、阴道可与外界相通。输卵管由内侧向外侧分为四部分:

1. **子宫部** 为贯穿子宫壁的一段,以输卵管子宫口开口于子宫腔。

2. **输卵管峡** 紧接子宫底外侧,短而细,壁较厚,水平向外移行为输卵管壶腹。输卵管结扎术常在此进行。

3. **输卵管壶腹** 管径粗而较长,约占输卵管全长的 2/3,行程弯曲。精、卵通常在此处受精。若形成的胚泡未能移入子宫而在输卵管内发育,则为输卵管妊娠。

4. **输卵管漏斗** 为输卵管外侧端的膨大部分,呈漏斗状。漏斗中央有输卵管腹腔口开口于腹膜腔,卵巢排出的卵由此进入输卵管。漏斗末端的边缘形成许多细长突起,称输卵管伞,盖在卵巢的表面,手术时常以此作为识别输卵管的标志。

三、子宫

(一)子宫的形态和分部

子宫(uterus)为一壁厚、腔小的肌性器官,胎儿在此发育成长。成年未产妇的子宫呈前后稍扁的倒置梨形(图 5-6),长约 7 ~ 8 cm,最宽径约 4 cm,厚约 2 ~ 3 cm。可分为底、体、颈三部分:**子宫底**(fundus of uterus)为两端输卵管子宫口以上的圆凸部分。**子宫颈**(neck of uterus)为子宫下端呈细圆柱状的部分,其下 1/3 伸入阴道内,称**子宫颈阴道部**(vaginal part of cervix),上 2/3 位于阴道的上方,称**子宫颈阴道上部**(supravaginal part of cervix),子宫颈为炎症和肿瘤的好发部位。子宫底与子宫颈之间的部分为**子宫体**(body of uterus)。子宫体与子宫颈之间较为窄细,称**子宫峡**(isthmus of uterus),长约 1 cm。妊娠时,此部随子宫的增大而逐渐延长,临产前可达 7 ~ 11 cm,产科常经此做剖宫产术。

子宫内腔较为窄小,分上、下两部:上部称**子宫腔**(cavity of uterus)位于子宫体内,呈倒三角形,两侧角有输卵管的开口。子宫颈的内腔,称**子宫颈管**(canal of cervix of uterus),呈梭形,上口与子宫腔相通;下口称**子宫口**(orifice of uterus)与阴道相通。未产妇的子宫口呈圆形,经产妇的子宫口则呈横裂状。

图 5-6 女性盆腔正中

（二）子宫的位置和固定装置

1. **子宫的位置** 子宫位于小骨盆腔的中央,在膀胱和直肠的直接,呈前倾前屈位。前倾是指子宫与阴道相比向前倾斜,其长轴与阴道的长轴形成向前开房的钝角;前屈是指子宫体相对于子宫颈向前弯曲成钝角。子宫两侧的输卵管和卵巢,临床上称之为子宫附件。

2. **子宫的固定装置**

（1）**子宫阔韧带**（broad ligament of uterus） 为子宫两侧的双层腹膜,由子宫前、后面的腹膜向两侧延伸至盆壁而形成。此韧带可限制子宫向两侧移动。子宫阔韧带的上缘游离,内有输卵管。前层覆盖子宫圆韧带,后层包裹卵巢。两层间还夹有子宫动脉、静脉、神经、淋巴管和结缔组织等。

（2）**子宫圆韧带**（round ligament of uterus） 呈圆柱状,由平滑肌和结缔组织构成。其上端起于输卵管与子宫连接处的稍下方,在子宫阔韧带两层间行向前外侧,穿经腹股沟管,止于阴阜和大阴唇皮下,全长 12～14 cm,是维持子宫前倾的主要结构。

（3）**子宫主韧带**（cardinal ligament of uterus） 位于子宫阔韧带的下方,由致密结缔组织和平滑肌构成,较为强韧。此韧带将子宫颈连于骨盆的侧壁,有防止子宫脱垂的作用。

（4）**骶子宫韧带**（sacrouterine ligament） 有结缔组织和平滑肌构成。此韧带起于子宫颈的后面,向后绕过直肠的两侧,止于骶骨的前面。骶子宫韧带向后上牵引子宫颈,并与子宫圆韧带共同维持子宫的前倾前屈位。

以上述韧带固定为主,辅以尿生殖膈、阴道和盆底肌的承托等,使子宫保持其正常位置。如上述装置薄弱,即可导致子宫脱垂。

四、阴道

阴道(vagina)为前后略扁的肌性管道,连接子宫和外生殖器,是导入精液、排出月经和娩出胎儿的管道。阴道的上端较宽,包绕子宫颈阴道部,二者间的环形凹陷,称**阴道穹**(fornix of vagina)。阴道穹分为前、后部和两侧部,以阴道穹后部最深,并与直肠子宫陷凹紧密相邻,二者间仅隔以阴道后壁和腹膜。当直肠子宫陷凹有积液时,可经阴道穹后部进行穿刺或引流。阴道下端以**阴道口**(vaginal orifice)开口于阴道前庭,口的周围有**处女膜**(hymen)附着。处女膜破裂后阴道口周缘留有处女膜痕。

阴道前壁较短与膀胱和尿道相邻;后壁较长,与直肠相邻。若临近部位损伤波及阴道,可导致尿道阴道瘘或直肠阴道瘘。

五、女阴

女阴(female pudendum)即女性外生殖器,包括阴阜、大阴唇、小阴唇、阴道前庭、阴蒂、前庭球和前庭大腺等。**阴阜**(mons pubis)为耻骨联合前面的皮肤隆起,深面有较多的脂肪组织。**大阴唇**(greater lip of pudendum)是一对纵长隆起的富有色素和生有阴毛的皮肤皱襞。**小阴唇**(lesser lip of pudendum)是位于大阴唇内侧的一对较薄的皮肤皱襞,表面光滑无阴毛。**阴道前庭**(vaginal vestibule)是位于两侧小阴唇之间的裂隙,其前部有较小的尿道外口,后部有较大的阴道口。**阴蒂**(clitoris)位于尿道外口的前方,由两个阴蒂海绵体组成,露于表面的为阴蒂头,富有神经末梢,感觉敏锐。**前庭球**(bulb of vestibule)相当于男性的尿道海绵体,呈蹄铁形,分为二个外侧部和中间部。**前庭大腺**(greater vestibular gland)形如豌豆,位于阴道口的两侧,前庭球的后端,分泌物有润滑阴道口的作用。

六、乳房

乳房(mamma)(图 5-7)为哺乳动物特有的结构。人的乳房为成对器官,男性的不发达。女性乳房于青春期后开始发育生长,妊娠和哺乳期的乳房有分泌活动。

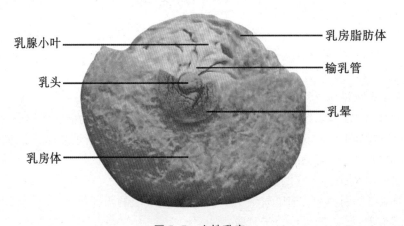

乳腺小叶　　　　乳房脂肪体　输乳管　乳头　乳晕　乳房体

图 5-7　女性乳房

1. **位置** 乳房位于胸前部,胸大肌及其筋膜的表面,上起自第 2~3 肋,下至第 6~7 肋,内侧至胸骨旁线,外侧可达腋中线。乳头平第 4 肋间隙或第 5 肋。

2. **形态** 成年女性未产妇的乳房呈球形,紧张而富有弹性。乳房中央有**乳头**(mammary papilla),其顶端有输乳管的开口。乳头周围有颜色较深的环形区域,称**乳晕**(areola of breast)。乳头和乳晕的皮肤较薄弱,易于损伤,哺乳期尤应注意。妊娠后期和哺乳期,乳房因乳腺增生而明显增大。停止哺乳后,乳房因乳腺萎缩而变小,老年妇女,乳房萎缩更加明显。

3. **结构** 乳房由皮肤、乳腺、脂肪组织和纤维组织构成。脂肪组织主要位于皮下。纤维组织主要包绕乳腺,并有纤维隔嵌入乳腺叶之间,将乳腺分为 15~20 个**乳腺叶**(lobes of mammary gland)。每一乳腺叶有一排泄管,称**输乳管**(lactiferous ducts),其末端变细开口于乳头。由于乳腺叶和输乳管围绕乳头呈放射状排列,乳房手术时应尽量做放射状切口,以减少对乳腺叶和输乳管的损伤。乳房皮肤与乳腺深面的胸筋膜之间,连有许多纤维组织小束,称**乳房悬韧带**(suspensory ligaments of breast)或 Cooper 韧带,对乳房起固定作用。乳癌早期,乳房悬韧带可受侵犯而缩短,牵拉表面皮肤产生一些凹陷。

临床应用:乳腺癌

乳腺癌是女性最常见的恶性肿瘤之一,临床表现:乳房肿块,最常见;也可表现为乳头凹陷;乳头瘙痒、脱屑、糜烂、溃疡、结痂等湿疹样改变,常为乳腺佩吉特病(Paget 病)的临床表现。如果肿瘤侵犯皮肤的 Cooper 韧带,可形成"酒窝征";肿瘤细胞堵塞皮下毛细淋巴管,造成皮肤水肿,而毛囊处凹陷形成"橘皮征";当皮肤广泛受侵时,可在表皮形成多数坚硬小结节或小条索,甚至融合成片。乳腺癌会出现同侧腋窝淋巴结肿大,晚期乳腺癌可向对侧腋窝淋巴结转移引起肿大;另外有些情况下还可触到同侧和或对侧锁骨上淋巴结肿大。乳腺癌的治疗手段包括手术治疗、放射治疗、化学治疗、内分泌治疗和分子靶向治疗。

七、会阴

会阴(perineum)有狭义和广义之分。临床上,常将肛门与外生殖器之间的区域称为会阴,即狭义的会阴。女性分娩时应注意保护此区,以免造成会阴撕裂。广义的会阴是指盆膈以下封闭小骨盆下口的全部软组织。其境界呈菱形,与骨盆下口一致:其前方为耻骨联合下缘,后方为尾骨尖,两侧界为耻骨下支、坐骨支、坐骨结节和骶结节韧带。通过两侧坐骨结节前缘的连线,可将会阴分为前后两部:前部为**尿生殖三角**(尿生殖区),男性有尿道通过,女性有尿道和阴道通过;后部为**肛门三角**(肛区),有肛管通过。会阴的结构,除男、女外生殖器外,主要是肌肉和筋膜。

(商丘医学高等专科学校 蒋建平 司运辉)

第六章

腹 膜

学习要点

　　腹膜的概念及结构特点及功能;腹膜腔与腹腔的区别及意义;腹膜与腹、盆腔脏器的被覆关系和腹腔脏器的分类;腹膜形成的主要结构及其功能意义。

临床案例

　　患者,男性,39 岁,5 年前胃镜确诊为"胃溃疡",6 h 前突感腹部剧烈疼痛,疼痛持续性,并迅速波及全腹入院。护士检查体温 38.7 ℃,心率 108 次/min,呼吸 36 次/min,血压 88/57 mmHg。腹部膨隆,全腹压痛、肌紧张,肠鸣音消失。血常规:白细胞计数 13.9×10^9/L,中性粒细胞 0.86,血红蛋白 125 g/L。②腹部 X 射线:膈下见游离气体。诊断:胃溃疡合并胃穿孔,急性化脓性腹膜炎。

　　问题:什么是腹膜,分为几部分? 急性化脓性腹膜炎患者应采取什么体位? 为什么?

一、概述

　　腹膜(peritoneum)是衬贴于腹、盆壁内面和覆盖于腹盆腔各脏器的表面的浆膜,由间皮和少量的结缔组织构成,薄而光滑。其中,衬贴于腹、盆壁内面的腹膜称**壁腹膜**(parietal peritoneum),覆盖于脏器表面的腹膜称为**脏腹膜**(visceral peritoneum)。壁腹膜和脏腹膜互相移行,形成一个不规则的潜在间隙,称为**腹膜腔**(peritoneal cavity)(图 6-1)。

　　腹腔与腹膜腔是两个完全不同的概念。腹腔是指小骨盆上口以上由腹壁和膈围成的腔,而腹膜腔则是壁腹膜和脏腹膜之间的潜在间隙。实际上,腹腔内的脏器均位于腹膜腔之外。男性腹膜腔完全密闭,与外界不通;女性腹膜腔可经输卵管、子宫和阴道通外界,故女性生殖道感染可扩散至腹膜腔,发生盆腔炎和腹膜炎。

图 6-1　腹膜腔矢状切面模式图（女性）

　　腹膜对脏器具有支持、固定、保护和防御功能。正常情况下，腹膜可分泌少量浆液，以湿润脏器并减少脏器之间或脏器与腹壁之间的摩擦。另外，腹膜还具有很强的吸收能力，使腹膜分泌的浆液不断更新，保持动态平衡。腹膜各部的吸收能力有所不同，一般认为，腹上部的腹膜吸收能力较强，而下部的吸收能力则较差。因此，腹膜炎和腹腔手术后的患者多采取半卧位，以减少对腹膜渗出液和毒素的吸收。

二、腹膜与腹盆腔脏器的关系

　　脏腹膜构成多个脏器的外膜，但各脏器表面的被覆情况不全一样。根据腹膜包被脏器的程度不同，可将腹、盆腔脏器分为如下三类（图 6-2）。

（一）腹膜内位器官

　　腹膜内位器官是指脏器表面均被腹膜包被的器官，如胃、十二指肠上部、空肠、回肠、盲肠、阑尾、横结肠、乙状结肠、脾、卵巢和输卵管等。腹膜内位器官一般活动性较大。

（二）腹膜间位器官

　　腹膜间位器官是指脏器表面大部分被腹膜包被的器官，如肝、胆囊、升结肠、降结肠、直肠上部、膀胱和子宫等。

图6-2 腹腔横断面

（三）腹膜外位器官

腹膜外位器官亦称腹膜后位器官，是指仅有一面被覆腹膜的器官，如十二指肠的降部和水平部、胰、肾上腺、肾、输尿管及直肠下部等。

了解脏器被覆腹膜的情况，有重要的临床意义。腹膜内位器官的手术，如胃大部切除、阑尾切除术等，必须经腹膜腔才能进行。而腹膜外位器官，如肾、输尿管的手术则可在腹膜腔外进行。这样，可以避免腹膜腔感染和术后脏器的粘连。

三、腹膜形成的结构

壁腹膜与脏腹膜相互移行，脏腹膜从一个器官移行到另一个器官，其移行部分常形成一些结构，如网膜、系膜和韧带等。这些结构不仅对器官起连接和固定作用，也是血管、神经等出入器官的路径。

（一）网膜

网膜由双层腹膜构成，薄而透明，两层腹膜间夹有血管、神经、淋巴管和结缔组织等。包括大网膜、小网膜及网膜囊。

1. **大网膜**（greater omentum） 连于胃大弯与横结肠之间，形似围裙悬垂于小肠和结肠前面（图6-3）。大网膜由四层腹膜构成，前两层起于胃大弯，是胃前、后面脏层腹膜的延续，当下垂至腹下部后返折向上形成后两层，再向后上包裹横结肠并与横结肠系膜相延续。大网膜的几层腹膜常融合为一体。其中从胃大弯至横结肠的前两层大网膜又称为胃结肠韧带。大网膜内含丰富的血管、脂肪等，其中含有许多巨噬细胞，有重要的防御功能。大网膜具有包围炎性病灶、防止炎症蔓延的作用，有"腹腔卫士"之称。

肝

肝圆韧带

胆囊

膈

胃

大网膜

图6-3 大网膜

2. **小网膜**(lesser omentum) 是连于肝门至胃小弯和十二指肠上部之间的双层腹膜结构(图6-4)。其中连于肝门与胃小弯的部分称肝胃韧带,两层间的胃小弯附近有胃左、右动脉。连于肝门与十二指肠之间的部分称肝十二指肠韧带,内含胆总管、肝固有动脉和肝门静脉。其右侧为游离缘,该缘的后方为**网膜孔**(omental foramen)(又称 Winslow孔)。通过网膜孔可进入胃后方的网膜囊。

3. **网膜囊**(omental bursa) 是位于小网膜和胃后方的扁窄间隙。网膜囊的前壁为小网膜、胃后壁和大网膜的前两层;后壁为大网膜的后两层、横结肠及其系膜以及覆盖于胰、左肾和左肾上腺前面的腹后壁腹膜;上壁是肝和膈下面的腹膜;下壁是大网膜前两层和后两层的愈着处;左壁是胃脾韧带和脾肾韧带及脾;右壁上部有网膜孔,此孔是网膜囊与大腹膜腔的唯一通道,成人可容1~2指。手术时常经此孔探查胆道和网膜囊。

图6-4　小网膜

小网膜

肝固有动脉

胆总管

肝门静脉

(二) 系膜

系膜(图6-5)是壁、脏腹膜相互延续移行,形成许多将肠管连至腹后壁的双层腹膜结构。其内含有进出器官的血管、神经、淋巴管、淋巴结和脂肪等。

小网膜

肠系膜根

右肠系膜窦

右结肠旁沟

阑尾

胰

横结肠系膜

左结肠旁沟

左肠系膜窦

图6-5　腹膜形成的结构

1. **肠系膜**（mesentery）　是连接空、回肠与腹后壁之间的双层结构，整体呈褶扇状。其附于腹后壁的部分称小肠系膜根，起自第 2 腰椎左侧，斜向右下方，至右侧骶髂关节的前方，长约 15 cm。因肠系膜长而宽阔，故空、回肠活动性较大，有利于食物的消化和吸收，但也是发生肠扭转的解剖学基础。系膜两层之间含有肠系膜上血管的分支和属支、淋巴管、神经、脂肪及大量的肠系膜淋巴结。

2. **阑尾系膜**（mesoappendix）　是阑尾与小肠系膜下端之间的三角形腹膜皱襞，一边附着于阑尾全长，另一边游离。其游离缘内有阑尾血管、淋巴管、神经。行阑尾切除术时，应从系膜的游离缘进行血管结扎。

3. **横结肠系膜**（transverse mesocolon）　是连接横结肠与腹后壁之间的双层腹膜结构。其根部自结肠右曲起始，向左经右肾中部、十二指肠降部和胰的前方，沿胰前缘到左肾中部，止于结肠左曲。系膜两层间含有横结肠血管、淋巴管、淋巴结和神经丛等。

4. **乙状结肠系膜**（sigmoid mesocolon）　是乙状结肠与左髂窝之间的双层腹膜结构。其内含有乙状结肠血管、直肠上血管、淋巴管、淋巴结和神经丛等。该系膜较长，乙状结肠的活动性较大，故易发生乙状结肠扭转。

（三）韧带

韧带是连于腹、盆壁与脏器之间或连接相邻脏器之间的腹膜结构，对脏器起固定作用。

1. **肝的韧带**　除肝胃韧带和肝十二指肠韧带外，还有肝镰状韧带和肝冠状韧带。

（1）肝镰状韧带　是位于膈穹隆与肝上面之间的呈矢状位的双层腹膜结构，偏前正中线右侧，其游离缘内含有肝圆韧带。

（2）肝冠状韧带　是膈下与肝上面的腹膜结构，呈冠状位，分前、后两层，之间为肝裸区，此区直接与膈相连。

2. **脾的韧带**　主要有胃脾韧带和脾肾韧带。胃脾韧带是自脾门至胃底的双层腹膜皱襞，其内有胃短血管和胃网膜左血管和胰的淋巴管和淋巴结等。脾肾韧带是自脾门连至左肾前面的双层腹膜结构，其内含有脾血管、淋巴管和胰尾等。

（四）隐窝与陷凹

1. **肝肾隐窝**（hepatorenal recess）　位于肝右叶下面与右肾和结肠右曲之间，仰卧时为腹膜腔的最低处，是液体易于聚积的部位。

2. **陷凹**（pouch）　主要位于盆腔内，是盆腔脏器表面的腹膜互相移行返折形成的凹窝。在男性，直肠与膀胱之间有深而较大的**直肠膀胱陷凹**（rectovesical pouch）。是男性腹膜腔的最低点。在女性，前面有一个位于膀胱与子宫之间的**膀胱子宫陷凹**（vesicouterine pouch），浅而较小；后面有一个位于直肠与子宫之间的**直肠子宫陷凹**（rectouterine pouch），较大而深，为女性腹膜腔的最低点，是液体易于聚积的部位。

（河南省解剖学技术院士工作站　程明亮）

第七章

脉管系统

学习要点

脉管系统的组成;体循环和肺循环的循环途径;心的位置、外形及心腔的形态结构;心传导系的组成和功能;左、右冠状动脉的走行及分布;心的体表投影和心包;主动脉的走行及分段;颈总动脉、锁骨下动脉、上肢的动脉、胸主动脉、腹主动脉、髂内动脉和髂外动脉的主要分支和分布;上、下腔静脉系的组成、位置、主要属支和收集范围;肝门静脉的组成及其与上、下腔静脉系的交通;上、下肢浅静脉的走行;淋巴干的组成、胸导管的起始、走行、收集范围及注入部位,右淋巴导管的收集范围注入部位。胸腺的位置、功能;淋巴结的形态、结构及主要淋巴结群;脾的位置、形态与功能。

临床案例

患者,男,43 岁。半年来剧烈运动时诱发胸骨后疼痛,休息数分钟可缓解。近 3 d 来发作频繁,且上楼或步行时均可诱发,夜间也有发作。血压 130/80 mmHg,心率 60 次/min。入院后经冠脉造影显示,前室间支Ⅱ度狭窄,诊断为冠状动脉粥样硬化性心脏病。

问题:心的结构如何? 冠状动脉有哪些? 为什么会发生冠状动脉粥样硬化性心脏病?

第一节　概述

脉管系统是体内一套封闭而连续的管道系统,包括心血管系统和淋巴系统。脉管系统的主要功能是运输物质,即将消化系统吸收的营养物质和肺吸收的氧运送到全身器官的组织和细胞,同时将组织和细胞的代谢产物及二氧化碳运送到肾、肺、皮肤,排出体外。

同时内分泌系统所分泌的激素亦由脉管系统输送。此外,淋巴系统还能产生多种免疫物质,参与机体的免疫应答。

一、心血管系统的组成

心血管系统(cardiovascular system)由心、动脉、毛细血管和静脉组成。

(一)心

心(heart)是心血管系统的动力器官,可分为右心房、右心室、左心房和左心室四个腔。心房接纳静脉,心室发出动脉。两心房之间为房间隔,两心室之间为室间隔,左右半心互不相通,同侧心房与心室之间经房室口相通。房室口和动脉口周围均由结缔组织构成的纤维环,环上附有瓣膜,分别称房室瓣和动脉瓣,可以顺血流开放,逆血流关闭,从而保证了血液在心内的定向流动。

(二)动脉

动脉(artery)是运送血液离心的血管,由心室发出,在行程中不断分支,管径逐渐变细,最后移行为毛细血管。

(三)毛细血管

毛细血管(capillary)是连接于动脉和静脉之间的微细血管。毛细血管呈细网状分布,数量多,管壁薄,通透性大,管内血流缓慢,是血液与组织液进行物质交换的场所。

(四)静脉

静脉(vein)是运送血液回心的血管,起于周围的毛细血管,在回心过程中不断接受属支,管径逐渐变粗,最后注入心房。

二、血液循环途径

血液由心室出发,流经动脉、毛细血管、静脉再返回心房,这种周而复始的循环流动称为血液循环。依循环途径不同,可分为体循环和肺循环两部分(图7-1)。

(一)体循环

当心室收缩时,血液从左心室射出,流经主动脉及其各级分支到达全身毛细血管网,血液在此与周围组织进行营养物质和气体交换,即向周围组织运送 O_2 和营养物质,同时回收 CO_2 和代谢产物至血液内。经过交换,鲜红色的动脉血变成暗红色的静脉血,再进入各级静脉及其属支,最终汇入上、下腔静脉和冠状窦返回右心房。体循环的特点是流程长、范围广,故又称大循环。其主要功能是以含氧高和营养物质丰富的血液营养全身各器官、组织和细胞,并将代谢产物运回心。

(二)肺循环

当心室收缩时,血液从右心室射出,流经肺动脉干及其各级分支到达肺泡周围毛细血管网,血液在此与肺泡进行气体交换,即吸入 O_2,放出 CO_2,暗红色静脉血变成鲜红色动脉血,再经肺静脉返回到左心房。肺循环的特点是流程短,血液只经过肺,故又称小循环。其主要功能是为血液加 O_2 并排出 CO_2。

图 7-1　血液循环

三、血管吻合及侧支循环

人体的血管除经动脉-毛细血管-静脉相通连外,动脉与动脉之间,静脉与静脉之间,甚至动脉与静脉之间,可借血管支(吻合支或交通支)彼此连结,形成血管吻合(图 7-2)。

动脉环　　　　动脉弓　　　　侧支循环

图 7-2　血管吻合与侧支循环

（一）动脉间吻合

两条动脉干之间可借交通支相连，如关节周围形成的动脉网、脑底动脉之间形成的大脑动脉环、手掌和足底动脉之间形成的动脉弓等，有缩短循环时间和调节血流量的作用。

（二）静脉间吻合

静脉间吻合非常丰富，除具有与动脉相似的吻合形式外，在浅静脉之间常吻合成静脉网（弓），在深静脉之间常吻合成静脉丛，以保证在脏器扩大或受压时血流通畅。

（三）侧支吻合

较大的血管干在行程中常发出与其平行的侧副管，并与同一主干远侧端发出的侧副管相吻合，形成侧支吻合。一旦主干阻塞时，侧副管逐渐增粗，血流可经扩大的侧支吻合到达阻塞部远侧的血管主干。这种通过侧支建立的循环称**侧支循环**（collateral circulation）。侧支循环的建立对保证器官在病理状态下的血液供应具有重要意义。

（四）动静脉吻合

小动脉和小静脉之间可借血管支直接相连，形成动静脉吻合。这种吻合具有缩短循环途径，调节局部血流量和体温的作用。

第二节　心

一、心的位置和外形

（一）心的位置

心位于胸腔前下部，中纵隔内，外裹心包，向左下方倾斜，约 2/3 位于身体正中矢状面的左侧，1/3 位于正中矢状面的右侧（图 7-3）。心的上方有出入心的大血管；下方邻膈；两侧借纵隔胸膜与肺相邻；后方为左主支气管、食管、左迷走神经、胸主动脉等结构；前方大部分被肺和胸膜所覆盖，只有一小部分与胸骨下份和左侧第 3~6 肋软骨相邻，临床上心内注射常在胸骨左缘第 4 肋间进针，将药物注射到右心室内。

（二）心的外形

心形似倒置的、前后稍扁的圆锥体，略大于本人拳头，可分一尖、一底、两面、三缘和三沟（图 7-4，图 7-5）。

头臂静脉

上腔静脉

右肺上叶

右肺下叶

膈

左膈神经

左肺上叶

心包

图 7-3 心的位置

左颈总动脉

左锁骨下动脉

头臂干

主动脉弓

动脉韧带

上腔静脉

肺动脉干

左心耳

升主动脉

左冠状动脉

右心耳

右心房

右冠状动脉

前室间支

右心室

左心室

心尖

图 7-4 心的外形前面观

左锁骨下动脉 —— 左颈总动脉
—— 头臂干
—— 主动脉弓
—— 上腔静脉
肺动脉 ——
肺静脉 ——
左冠状动脉旋支 —— 右心房
左心房 —— 心大静脉
—— 下腔静脉
左心室 —— 右冠状动脉
—— 冠状窦
—— 左室后静脉

图 7-5　心的外形后面观

　　心尖：朝向左前下方，由左心室构成，与左胸前壁贴近，其体表投影在左侧第 5 肋间隙锁骨中线内侧 1~2 cm 处，可触摸到心尖的搏动。

　　心底：朝向右后上方，大部分由左心房、小部分由右心房构成，与出入心的大血管相连。

　　两面：前面又称胸肋面，与胸骨及肋软骨相邻，大部分由右心房和右心室构成，小部分由左心耳和左心室构成。下面又称膈面，较平坦，隔心包与膈相邻，由左、右心室构成。

　　三缘：下缘近水平位，由右心室和心尖构成。右缘垂直，主要由右心房构成。左缘圆钝向左下倾斜，主要由左心耳和左心室构成。

　　三沟：**冠状沟**（coronary sulcus）是靠近心底处的一条近似完整的环行沟，呈冠状位，前方被肺动脉干所中断，前方被肺动脉干所中断，呈冠状位，该沟为右上方的心房和左下方的心室的表面的分界标志。**前室间沟**（anterior interventricular groove）为胸肋面自冠状沟向心尖延伸的浅沟。**后室间沟**（posterior interventricular groove）为膈面自冠状沟向心尖延伸的浅沟。前、后室间沟是左、右心室在心表面的分界标志。两沟在心尖右侧的汇合处略凹陷，称心尖切迹。后室间沟与冠状构的交汇处称房室交点。所有沟内均有血管走行并被脂肪组织覆盖。

二、心腔结构

(一)右心房

右心房(right atrium)位于心的右上部(图7-6),壁薄而腔大,其向左前方突出的部分称**右心耳**(right auricle),内面有许多并行排列的隆起,称梳状肌。右心房共有三个入口和一个出口。在右心房上方有上腔静脉口;下方有下腔静脉口;下腔静脉口与右房室口之间有冠状窦口,它们分别导入上半身、下半身和心壁本身的静脉血。出口为**右房室口**(right atrio-ventricular orifice),位于右心房的前下方,通向右心室。在右心房后内侧壁的房间隔下部有一卵圆形浅窝称**卵圆窝**(fossa ovalis),此处较薄,为胎儿时期卵圆孔的遗迹。卵圆孔多在出生后一岁左右闭锁,若未闭合,则是先天性心脏病的一种即房间隔缺损。

图7-6　右心房、右心室内部结构

(二)右心室

右心室(right ventricle)位于右心房的前下方,构成心胸肋面的大部分,有一个入口和一个出口。入口是右房室口,口周围的纤维环上附有三片瓣膜,称**三尖瓣**(tricuspid valve),可分为前尖、后尖和隔侧尖。瓣膜尖朝向右心室腔,瓣的游离缘借数条腱索与心室壁上的乳头肌相连。右房室口周围的纤维环、三尖瓣、腱索和乳头肌在功能上是一个整体,称三尖瓣复合体,当心室收缩时,三尖瓣相互靠拢,紧密封闭房室口。由于乳头肌收缩,通过腱索牵拉瓣膜,使瓣膜不致翻向心房,防止血液逆流入心房,保证血液的单向流动。右心房的出口为肺动脉口,通向肺动脉干。肺动脉口周围的纤维环上附有三个袋口向上的半月形瓣膜,称**肺动脉瓣**(pulmonary valve)。心室收缩时,血液冲开肺动脉瓣流入肺动脉干;心室舒张时,肺动脉干内血液回流的压力使瓣膜相互贴紧而封闭肺动脉口,阻止血液逆流入右心室。位于右房室口与肺动脉口之间的室壁上一弓形隆起称**室上嵴**

（crista supraventricularis），以室上嵴为界可将右心室分为右下方的流入道和左上方的流出道两部分，流出道向上逐渐变细，形似圆锥，称**动脉圆锥**（conus arteriosus）。

（三）左心房

左心房（left atrium）（图7-7）位于右心房的左后方，构成心底的大部分，左心房向左前方突出的部分称**左心耳**（left auricle），内有与右心耳内面相似的梳状肌。梳状肌发达，凸向腔面，致使腔面不平，当心房血流淤滞时，较易形成血栓。左心房有四个入口和一个出口。入口位于左心房后部两侧，分别是左、右肺静脉口，将肺静脉的血液导入左心房。出口是**左房室口**（left atrioventricular orifice），通向左心室。

图7-7 左心房和左心室内部结构

（四）左心室

左心室（left ventricle）构成心尖及心的左缘，有一个入口和一个出口。入口即左房室口，口周围的纤维环上附有两片瓣膜，称**二尖瓣**（mitral valve），分别为前尖瓣和后尖瓣，以前尖为界可将左心室分为后方的流入道和前方流出道两部分。瓣膜尖朝向左心室腔，瓣的游离缘借数条腱索与心室壁上的乳头肌相连。纤维环、二尖瓣、腱索和乳头肌在功能上是一个整体，称二尖瓣复合体。出口为主动脉口，通向主动脉。主动脉口周围的纤维环上也附有三个袋口向上的半月形瓣膜，称**主动脉瓣**（aortic valve），每个瓣膜与主动脉壁之间形成的窦腔称主动脉窦，在左、右主动脉窦的动脉壁上分别有左、右冠状动脉的开口。

三、心间隔的结构

心间隔包括房间隔与室间隔，**房间隔**（interatrial septum）位于左、右心房之间，由两层心内膜中间夹心房肌和结缔组织构成,其右心房面中下部有卵圆窝,是房间隔最薄弱处(图7-8)。**室间隔**(interventricular septum)位于左、右心室之间,分为膜部和肌部。后上部紧靠主动脉口下方,由两层心内膜夹结缔组织构成,缺乏肌质而较薄,是室间隔缺损的好发部位;肌部由两层心内膜和心肌构成,较厚。

图7-8　房间隔和室间隔

四、心的传导系统

心壁自内向外依次由**心内膜**(endocardium)、**心肌膜**(myocardium)和**心外膜**(epicardium)构成。心内膜衬覆于心腔的最内面,内含血管、神经、淋巴管及心传导系统的分支。

心的传导系统由特殊分化的心肌纤维构成,具有产生和传导兴奋,控制心的正常节律性活动。心的传导系统包括窦房结、房室结、房室束及其分支(图7-9)等。

(一)窦房结

窦房结(sinuatrial node)是心的正常起搏点,位于上腔静脉与右心耳交界处的心外膜深面,呈长椭圆形。窦房结产生的冲动可直接传递给左右心房,并通过结间束传递给房室结。

(二)房室结

房室结(atrioventricular node)位于冠状窦口与右房室口之间的心内膜深面,呈扁椭圆形。其主要功能是将窦房结传来的冲动通过房室束及其分支传向心室肌。

图 7-9　心的传导系统

（三）房室束及其分支

1. **房室束**（atrioventricular bundle）　又称希氏（His）束，从房室结前端向前行，沿室间隔膜部下行至肌部上缘分为左、右两束支。

2. **左束支**（left bundle branch）　呈扁带状，沿室间隔左侧心内膜深面走行，约在室间隔上、中 1/3 交界处分为两支，分别至前、后乳头肌根部分散交织于浦肯野（Purkinje）纤维，分布于左心室壁及室间隔。

3. **右束支**（right bundle branch）　呈现单一圆索状，沿室间隔右侧心内膜深面下行，分支分布于右心室壁。

4. **Purkinje 纤维网**　左右束支的分支在心内膜深面交织成 Purkinje 纤维网，最后与一般心肌纤维相连接，功能是将心房传来的兴奋迅速传播到整个心室。

正常情况下，窦房结产生的冲动首先传递至心房肌，引起心房肌的收缩。同时经房室结、房室束及左、右束支传递，最后由浦肯野纤维传至心室肌。由于在传递过程中短暂延搁的影响，当引起心室肌收缩时心房肌已经舒张。心的传导系统任何部位出现病变均会引起心律失常。

五、心的血管

心的动脉供应来自左、右冠状动脉,而回流的静脉,大部分经冠状窦口汇入右心房,只有极少部分直接流入左、右心房或左、右心室。

(一)心的动脉

1. 右冠状动脉(right coronary artery) 起于主动脉右窦,在右心耳与肺动脉干根之间入冠状沟,向右行绕过心右缘,至房室交点处分为后室间支和左室后支(图7-10)。右冠状动脉的分布范围包括:右心房、右心室、室间隔后1/3部及部分左心室膈面、窦房结和房室结。如右冠状动脉发生阻塞,可发生后壁心肌梗死和房室传导阻滞。主要分支有:

(1)后室间支 沿后室间沟走行分支分布于后室间沟两侧的心室壁和室间隔后1/3部。

(2)左室后支 分布于左心室后壁。

(3)窦房结支 分布于窦房结和心房壁。

(4)动脉圆锥支 分布于动脉圆锥上部。

(5)右缘支 分布于心下缘附近心壁。

(6)右室前支 分布于右心室前壁。

图7-10 心的血管

2. 左冠状动脉(left coronary artery) 起于主动脉左窦,在左心耳与肺动脉干根部之间穿出沿冠状沟向左行,随即分为前室间支和旋支。

(1)**前室间支** 沿前室间沟下行,绕过心迹切迹终于后室间沟下部,并与右冠状动脉的后室间支吻合。分布于左心室前壁、右心室前壁一小部分和室间隔前2/3。如前室间支发生阻塞,可发生左心室前壁和室间隔前部心肌梗死,并可发生束支传导阻滞。

(2)**旋支** 沿冠状沟向后行至心的膈面,分支分布于左心房、左心室左侧面和膈面及窦房结。旋支闭塞常引起左室侧壁及膈壁心肌梗死。

临床应用：冠心病

　　冠心病是冠状动脉粥样硬化性心脏病的简称，它是由于冠状动脉发生了粥样硬化，使管腔狭窄甚至闭塞，从而导致了心肌的血流量减少，供氧不足。出现一系列缺血性表现，如胸闷、憋气、心绞痛、心肌梗死甚至猝死等。目前，治疗冠状动脉狭窄的有效方法有球囊血管成形术，是经股动脉将球囊导管逆行送入冠状动脉的狭窄部，向球囊内加压以扩张病变部位，或放入支架扩张血管，以保证冠状动脉的通畅。冠状动脉严重狭窄时，还可施行冠状动脉搭桥术，用替代血管在阻塞血管的近端和远端搭桥，形成侧支通路，保证心肌的营养供应。

（二）心的静脉

　　心壁的静脉血经 3 条途径回心。

　　1. 冠状窦（coronary sinus）　接收绝大部分静脉回流。位于冠状沟后部，左心房和左心室之间，其右端开口于右心房。主要属支有：

　　（1）**心大静脉**　在前室间沟内与左冠状动脉的前室间支伴行，注入冠状窦左端。

　　（2）**心中静脉**　与右冠状动脉的后室间支伴行，注入冠状窦右端。

　　（3）**心小静脉**　在冠状沟内与右冠状动脉主干伴行，向左注入冠状窦右端。

　　2. 心前静脉　起于右心室前壁跨过冠状沟注入右心房。

　　3. 心最小静脉　是位于心壁内的小静脉，直接开口于各心腔（主要是右心房）。

六、心包

　　心包（pericardium）（图 7-11）是包裹心和出入心大血管根部的纤维浆膜囊。分内、外两层。外层为纤维性心包，内层为浆膜性心包。

（一）纤维心包

　　纤维心包（fibrous pericardium）由坚韧的结缔组织构成，上方与大血管外膜相续，下方附着于膈的中心腱。可防止心过度扩张，以保持血容量的相对恒定，还可起屏障保护作用，有效防止邻近部位的感染波及心。

（二）浆膜心包

　　浆膜心包（serous pericardium）薄而光滑，分脏、壁两层。脏层即心外膜。壁层衬于纤维心包内面，与纤维心包紧密相贴。脏、壁两层在大血管根部相互移行，形成潜在的腔隙称**心包腔**（pericardial cavity），内含少量浆液，起润滑作用，可减少心跳动时的摩擦。由于纤维性心包伸缩性小，当心包腔内大量积液时，不易向外扩张，以致压迫心，影响心的正常功能活动。

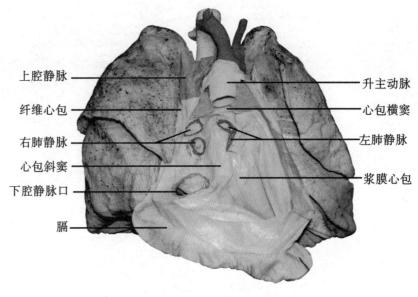

上腔静脉

纤维心包

右肺静脉

心包斜窦

下腔静脉口

膈

升主动脉

心包横窦

左肺静脉

浆膜心包

图 7-11　心包

七、心的体表投影

心在胸前壁的体表投影可用下列四点、四弧来确定(图 7-12)。

胸骨角

主动脉瓣听诊区

三尖瓣

三尖瓣听诊区

肺动脉瓣听诊区

肺动脉瓣

主动脉瓣

二尖瓣

二尖瓣听诊区

图 7-12　心及心瓣膜的体表投影

左上点:在左侧第 2 肋软骨下缘,距胸骨左缘约 1.2 cm 处。

右上点：在右侧第 3 肋软骨上缘，距胸骨右缘约 1 cm 处。

右下点：在右侧第 6 胸肋关节处。

左下点：在左侧第 5 肋间隙，左锁骨中线内侧 1～2 cm 处（距前正中线 7～9 cm 处）。

四弧：将四点以弧形连线相连即为心的体表投影。左、右上点连线为心上界；左、右下点连线为心下界；右上、下点连线为心右界，略向右凸；左上、下点连线为心左界，略向左凸。了解心在胸前壁的投影，对临床叩诊时判断心界是否扩大具有实用意义。

临床应用：胸外心脏按压术

　　胸外心脏按压术适用于各种创伤、电击、溺水、窒息、心脏疾病或药物过敏等引起的心搏骤停。操作要点：患者仰卧在硬板上或地上，如系软床应加垫木板，术者立于患者一侧，一手掌根部放在患者胸骨中、下 1/3 交界处，伸直手指，另一手重叠于上，两臂伸直，依靠术者身体重力向脊柱方向作垂直而有节律的按压。每次按压使胸骨向下压陷 3～4 cm，随后放松，使胸骨复原，以利心脏舒张。按压频率成人每分 60～80 次，按压时须配合人工呼吸，直至心跳和呼吸恢复为止。

第三节　血　管

一、血管的结构特点

血管分动脉、静脉和毛细血管三类。根据管径的粗细，动脉和静脉都可分为大、中、小微 4 级。大动脉是指接近心的动脉，管径最粗，如主动脉和肺动脉等；管径在 0.3～1 mm 的动脉属于小动脉，而接近毛细血管，管径在 0.3 mm 以下的动脉称微动脉；除大动脉外，凡管径在 1 mm 以上的动脉属中动脉，如肱动脉、桡动脉和尺动脉等。大静脉的管径大于 10 mm，如上腔静脉、下腔静脉和头臂静脉等；管径小于 2 mm 的静脉属小静脉，其中与毛细血管相连的小静脉又称微静脉；在大、小静脉之间的静脉属中静脉。

二、肺循环的血管

（一）肺循环的动脉

肺动脉干（pulmonary trunk）起于右心室的动脉圆锥，在升主动脉的前方向左后上方斜行，至主动脉弓的下方分为左、右肺动脉。

左肺动脉（left pulmonary artery）较短，水平向左行至左肺门处，分两支进入左肺上、下叶。

右肺动脉（right pulmonary artery）较长，水平向右行至右肺门处，分三支进入右肺上、中、下叶。

在肺动脉干分叉处与主动脉弓下缘之间有一结缔组织索,称**动脉韧带**(arterial ligament),是胚胎时期动脉导管闭锁后的遗迹。如动脉导管在出生后 6 个月仍未闭锁,则称动脉导管未闭,是常见的先天性心脏病之一,可结扎予以治疗。

(二)肺循环的静脉

肺静脉(pulmonary veins)起自肺泡周围的毛细血管网,在肺内逐级吻合至左、右肺门处分别形成左肺上、下静脉和右肺上、下静脉出肺,穿过心包注入左心房。肺静脉内为含氧较高的鲜红色动脉血。

三、体循环的动脉

体循环的动脉(图 7-13)是从心运送血液到全身各部的血管,主要的分布特点:①头颈、四肢和躯干一般都有动脉主干分布,左、右基本对称。②躯干的动脉有壁支和脏支之分,壁支一般有明显的节段性。③动脉多居身体的屈侧、深部或安全隐蔽处,常与静脉、神经等伴行,外包结缔组织形成血管神经束。④动脉往往以最短的距离到达所营养的器官。⑤动脉的粗细、支数多少、配布形式与器官的形态、大小和功能密切相关。

(一)主动脉

主动脉(aorta)(图 7-14)是体循环的动脉主干,由左心室发出,向右上方斜行至第 2 胸肋关节后方,再弯向左后,至第 4 胸椎体下缘处转折向下,沿脊柱左前方下行,穿膈的主动脉裂孔入腹腔,至第 4 腰椎下缘处分为左、右髂总动脉。以胸骨角至第 4 胸椎体下缘平面为界,将主动脉分为**升主动脉**(ascending aorta)、**主动脉弓**(aortic arch)和**降主动脉**(descending aorta)。

1. **升主动脉**　自左心室起始后,在肺动脉干与上腔静脉之间行向右前上方,至右侧第 2 胸肋关节后方移行为主动脉弓。升主动脉根部发出左、右冠状动脉。

2. **主动脉弓**　主动脉弓是升主动脉的延续,呈弓形弯向左后方,至第 4 胸椎体下缘移行为降主动脉。主动脉弓壁内有压力感受器,具有调节血压的作用。主动脉弓下方近动脉韧带处有 2~3 个栗粒状小体,称**主动脉小球**(aortic glomera),是化学感受器,参与调节呼吸。主动脉弓的凸侧向上发出三个分支,自右前向左后依次是头臂干、左颈总动脉和左锁骨下动脉。头臂干向右上方行至右胸锁关节后方分为右颈总动脉和右锁骨下动脉。左、右颈总动脉是头颈部的动脉主干,左、右锁骨下动脉则主要是上肢的动脉主干。

3. **降主动脉**　降主动脉又以主动脉裂孔为界分为胸主动脉(thoracic aorta)和腹主动脉(abdominal aorta)(图 7-15),胸主动脉是胸部的动脉主干,腹主动脉是腹部的动脉主干。降主动脉在第 4 腰椎体下缘水平分出**左、右髂总动脉**(common iliac artery),后者在骶髂关节前方分为**髂内动脉**(inter iliaca artery)和**髂外动脉**(external iliaca artery)。髂内动脉是盆部的动脉主干,髂外动脉则主要是下肢的动脉主干。

(二)头颈部动脉

颈总动脉(common carotid artery)是头颈部的动脉主干。右侧起自头臂干,左侧起自主动脉弓。两侧均在胸锁关节的后方沿气管、喉和食管的外侧上行,至甲状软骨上缘水平分为颈内动脉和颈外动脉。在颈总动脉分叉处有颈动脉窦和颈动脉小球。

右颈总动脉 — 左颈总动脉
右锁骨下动脉 — 左锁骨下动脉
头臂干 — 主动脉
— 肋间后动脉
肱动脉

— 腹腔干
桡动脉 — 肾动脉
尺动脉
髂总动脉
髂内动脉 — 髂外动脉
— 股动脉

腘动脉

胫前动脉

胫后动脉

图 7-13　全身动脉概观

右颈总动脉 ——— 气管
臂丛 ———
右锁骨下动脉 ——— 左颈总动脉
头臂干 ——— 左锁骨下动脉
———迷走神经
主动脉弓 ———
———喉返神经
支气管 ———
交感干 ——— 胸主动脉
肋间后动脉 ——— 肋间神经
膈 ——— 膈下动脉

图 7-14 主动脉及分支

颈动脉窦(carotid sinus)是颈总动脉末端和颈内动脉起始部的膨大部分,壁内有压力感受器。当血压升高时,可反射性地引起心跳减慢、血管扩张,血压下降。

颈动脉小球(carotid glomus)是位于颈内、外动脉分叉处后方的扁椭圆形小体,属化学感受器。能感受血液中氧和二氧化碳浓度的变化。当二氧化碳浓度升高时,可反射性地促使呼吸加快,以排出过多的二氧化碳。

颈总动脉的主要分支有:

1. 颈内动脉(internal carotid artery) 由颈总动脉发出后,垂直上升到颅底,经颈动脉管入颅腔,分支分布于脑和视器。

2. 颈外动脉(external carotid artery) 上行穿腮腺实质达下颌颈高度分为上颌动脉和颞浅动脉两个终支(图 7-16)。其主要分支有:

(1)甲状腺上动脉 起自颈外动脉的起始处,行向前下方,分布于甲状腺上部和喉。

(2)舌动脉 在甲状腺上动脉的稍上方发自颈外动脉,分布于舌、舌下腺和腭扁桃体。

下腔静脉

肾静脉

右肾

输尿管

髂肌

腰大肌

腹股沟韧带

膀胱

膈

肾上腺

肾动脉

腹主动脉

髂总动脉

髂内动脉

髂外动脉

图7-15 腹主动脉的分支

（3）**面动脉** 在舌动脉稍上方发出，经下颌下腺深面，在咬肌前缘绕过下颌骨下缘至面部，经口角和鼻翼的外侧上行至眼内眦，改称为内眦动脉。面动脉沿途分布于面部软组织、下颌下腺和腭扁桃体等处。在下颌骨下缘和咬肌前缘交界处，可摸到面动脉的搏动。面部出血时，可在该处压迫止血。

（4）**颞浅动脉** 经外耳门前方上行，越过颧弓根上行至颅顶。分布于腮腺和颞、顶、额部软组织。在外耳门前方、颧弓根部可摸到颞浅动脉的搏动，当头前外侧部出血时，可在该处压迫止血。

（5）**上颌动脉** 起始后经下颌支的深面进入颞下窝，其中分布于硬脑膜的分支称脑膜中动脉，穿棘孔入颅腔，在翼点内面走行。当翼点骨折时，易损伤该血管，引起硬膜外血肿。

（三）锁骨下动脉及上肢动脉

1. **锁骨下动脉**（subclavian artery） 右侧起自头臂干，左侧起自主动脉弓，两侧均向外呈弓形经胸膜顶前方，出胸廓上口至颈根部，穿斜角肌间隙，至第1肋外缘延续为腋动脉（图7-17）。当上肢出血时，可在锁骨中点上方将锁骨下动脉压向第1肋进行止血。

颞浅动脉

上颌神经
下颌神经
翼内肌
上颌动脉
舌神经
下牙槽神经
舌下神经
面动脉
舌动脉
甲状腺上动脉

耳颞神经

脑膜中动脉

枕动脉

椎动脉

颈丛

迷走神经

颈外动脉

颈内动脉

图 7-16　颈内动脉和颈外动脉

颈总动脉
颈神经前支
颈内静脉
锁骨下静脉
锁骨下动脉
胸外侧神经
胸内侧神经
胸背动脉
胸背神经
胸长神经

三角肌

臂丛
外侧束
腋神经
腋动脉
后束
内侧束

头静脉

臂内侧皮神经

图 7-17　腋窝的血管神经

（1）**椎动脉** 由锁骨下动脉上壁发出，向上依次穿第 6～第 1 颈椎横突孔，经枕骨大孔入颅腔，分布于脑和脊髓。

（2）**胸廓内动脉** 起于锁骨下动脉下壁，向下经第 1～7 肋软骨后面，约距胸骨外侧缘 1.5 cm 垂直下降，穿膈后进入腹直肌鞘，移行为腹壁上动脉。沿途分布于胸前壁、乳房、心包和腹直肌等处。

（3）**甲状颈干** 为一短干，起自锁骨下动脉，分为数支至颈部和肩部。其主要分支为甲状腺下动脉，分布于甲状腺下部和喉等处。

分布于甲状腺的动脉有甲状腺上动脉和甲状腺下动脉，它们分别来自颈外动脉和锁骨下动脉的甲状颈干。气管切开时要注意此动脉的出现，以免损伤。

2. **腋动脉**（axillary artery） 是上肢的动脉主干，行于腋窝深部，出腋窝移行为肱动脉。其主要分支有：胸肩峰动脉、胸外侧动脉、肩胛下动脉和旋肱后动脉等，主要分布于肩部、胸前外侧壁和乳房等处。

3. **肱动脉**（brachial artery） 为腋动脉的直接延续（图 7-18），沿肱二头肌内侧缘下行至肘窝分为桡动脉和尺动脉。在肘窝内上方，可触到肱动脉的搏动，是测量血压时听诊的部位。当前臂和手部大出血时，可在臂中部将肱动脉压向肱骨进行止血。肱动脉的主要分支是肱深动脉，与桡神经伴行，分支布于肱三头肌和肱骨。

图 7-18 上臂的血管和神经

4.**桡动脉**（radial artery）　由肱动脉分出后，在前臂肌前群的桡侧下行，经腕部到达手掌（图7-19）。桡动脉下端在桡骨茎突的前内侧位置表浅，可触到其搏动，是诊脉的常用部位。桡动脉的主要分支有拇主要动脉和掌浅支。

图7-19　前臂前面的血管和神经

5.**尺动脉**（ulnar artery）　由肱动脉分出后，在前臂肌前群的尺侧下行，经腕部到达手掌。尺动脉的主要分支有骨间总动脉和掌深支。

6.**掌浅弓和掌深弓**

（1）**掌浅弓**　由尺动脉末端和桡动脉的掌浅支吻合而成（图7-20），位于掌腱膜和指屈肌腱之间。其最凸处相当于自然握拳时中指所指的位置，在处理手外伤时，应注意保护。掌浅弓发出小指尺掌侧动脉和3条指掌侧总动脉，其分支指掌侧固有动脉，沿手指掌面的两侧行向指尖，分布于手掌和第2~5指相对缘，手指出血时可在手指两侧压迫止血。

（2）**掌深弓** 由桡动脉末端和尺动脉的掌深支吻合而成，位于指屈肌腱的深面。由弓发出 3 条掌心动脉，分别与相应的指掌侧总动脉吻合。

临床应用：测量血压

　　测量血压最常用的方法为间接测量法，即广泛采用的袖带加压法，此法需要血压计和听诊器。测量部位一般选择患者右上肢，采取仰卧位或坐位，将袖袋绑在受试者的上臂。在肘窝稍上方，肱二头肌腱内侧可摸到肱动脉搏动，将听诊器胸件置于此处，轻压听诊器胸件与皮肤密接。然后打气到阻断肱动脉血流为止，缓缓放出袖袋内的空气，利用放在肱动脉上的听诊器，可以听到当袖袋压刚好小于肱动脉血压血流冲过被压扁动脉时产生的湍流引起的振动声来测定心脏收缩期的最高压力，称为收缩压。继续放气，声响加大，当此声变得低沉而长时所测得的血压读数，相当于心脏舒张时的最低血压，称为舒张压。当放气到袖袋内压低于舒张压时，血流平稳地流过无阻碍的血管，声响消失。

图 7-20　掌浅弓和掌深弓

（四）胸部动脉

1. **壁支**　胸主动脉发出的壁支主要为第 3～11 对肋间后动脉和肋下动脉（图 7-21）。第 1、2 肋间后动脉来自锁骨下动脉。肋间后动脉走行在肋间隙内，主干沿肋骨下缘的肋沟内前行，在肋角处，肋间后动脉发出分支沿下位肋上缘前行；肋下动脉走在第 12

肋的下缘。肋间后动脉和肋下动脉分支分布于脊髓、背部、胸壁和腹壁的上部等处。临床上,根据肋间血管的走行,在胸壁侧部作胸膜穿刺时,经两个肋间进针,而在胸壁后部穿刺时,则应在肋骨上缘进针,以免损伤肋间血管。

肋间后动脉

主动脉

胸廓内动脉

图 7-21　胸壁的动脉

2. 脏支　脏支细小,主要有支气管支、食管支和心包支,分布于气管、支气管、食管和心包。

（五）腹部动脉

腹主动脉是腹部的动脉主干,沿脊柱的左前方下行,其右侧有下腔静脉伴行,前方有肝左叶、胰、十二指肠水平部和小肠系膜根越过。腹主动脉的分支亦有脏支和壁支之分。壁支有 4 对腰动脉和一对膈下动脉。脏支分成对脏支和不成对脏支两种。成对脏支有肾上腺中动脉、肾动脉和睾丸动脉（女性为卵巢动脉）,不成对脏支有腹腔干、肠系膜上动脉和肠系膜下动脉。

1. 腹腔干（celiac trunk ）　为一粗短动脉干,在主动脉裂孔稍下方由腹主动脉前壁发出,立即分为胃左动脉、脾动脉和肝总动脉（图 7-22,图 7-23）。它们分支分布于肝、胆囊、胰、脾、胃、十二指肠和食管腹段。

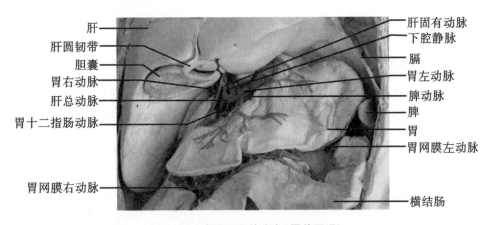

肝
肝圆韧带
胆囊
胃右动脉
肝总动脉
胃十二指肠动脉
胃网膜右动脉

肝固有动脉
下腔静脉
膈
胃左动脉
脾动脉
脾
胃
胃网膜左动脉
横结肠

图 7-22　腹腔干及其分支（胃前面观）

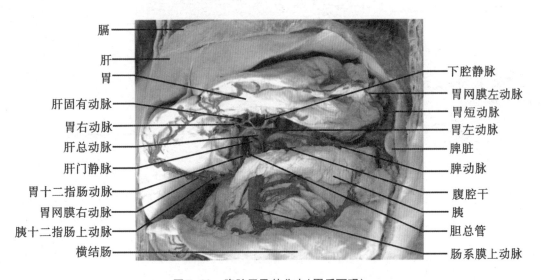

膈
肝
胃
肝固有动脉
胃右动脉
肝总动脉
肝门静脉
胃十二指肠动脉
胃网膜右动脉
胰十二指肠上动脉
横结肠

下腔静脉
胃网膜左动脉
胃短动脉
胃左动脉
脾脏
脾动脉
腹腔干
胰
胆总管
肠系膜上动脉

图 7-23　腹腔干及其分支（胃后面观）

（1）**胃左动脉**（left gastric artery）　行向左上方至胃的贲门部,在小网膜两层之间沿胃小弯向右行,与胃右动脉吻合。分布于食管腹段及胃小弯附近的胃壁。

（2）**脾动脉**（splenic artery）　沿胰上缘左行达脾门,分数支入脾。沿途发出胰支,分布于胰体和胰尾;发出胃短动脉,分布于胃底;发出胃网膜左动脉,沿胃大弯自左向右行,与胃网膜右动脉吻合,布于胃大弯附近的胃壁和大网膜。

（3）**肝总动脉**（common hepatic artery）　向右前行,至十二指肠上部上缘分为肝固有动脉和胃十二指肠动脉。①肝固有动脉（proper hepatic artery）,在肝十二指肠韧带内上行达肝门,分为左、右支进入肝。右支在入肝前发出胆囊动脉（cystic artery）,布于胆囊。肝固有动脉起始处还发出胃右动脉,沿胃小弯向左与胃左动脉吻合,布于胃小弯附近的胃壁。②胃十二指肠动脉,在幽门后下缘分为胃网膜右动脉和胰十二指肠上动脉。胃网膜右动脉沿胃大弯左行,与胃网膜左动脉吻合,分布于胃大弯附近的胃壁和大网膜。胰十二指肠上动脉,分布于胰头和十二指肠。

2. **肠系膜上动脉**(superior mesenteric artery) 在腹腔干的稍下方(相当于第一腰椎水平)由腹主动脉前壁发出,在胰头后方下行,向前越过十二指肠水平部入肠系膜根(图7-24),呈弓状向右髂窝下行。发出分支分布于小肠以及结肠左曲以前的大肠。其主要分支有:

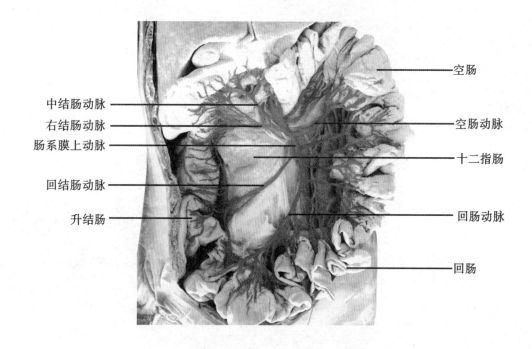

图7-24 肠系膜上动脉及其分支

(1)**空肠动脉和回肠动脉** 有 12~16 支,走行在肠系膜内,分布于空肠和回肠。空、回肠动脉在肠系膜内分支彼此吻合成血管弓,最多可达 3~5 级。

(2)**回结肠动脉** 走向回盲部,分布于回肠末端、盲肠和升结肠,回结肠动脉发出阑尾动脉,分布于阑尾。

(3)**右结肠动脉** 在回结肠动脉的上方发出,分布于升结肠,并与中结肠动脉和回结肠动脉的分支吻合。

(4)**中结肠动脉** 发出后入横结肠系膜,布于横结肠。

3. **肠系膜下动脉**(inferior mesenteric artery) 平第 3 腰椎高度发自腹主动脉前壁,在腹后壁腹膜后面行向左下方,分支分布于降结肠、乙状结肠和直肠上部(图7-25)。

肝　　　　　　　　　　　　　横结肠

升结肠　　　　　　　　　　左结肠动脉

十二指肠　　　　　　　　　降结肠

腹主动脉

直肠上动脉　　　　　　　　乙状结肠动脉

乙状结肠

图 7-25　肠系膜下动脉及其分支

（1）**左结肠动脉**　布于降结肠，并与中结肠动脉和乙状结肠动脉吻合。

（2）**乙状结肠动脉**　进入乙状结肠系膜内，分布于乙状结肠。

（3）**直肠上动脉**　是肠系膜下动脉的直接延续，布于直肠上部，并与乙状结肠动脉和直肠下动脉吻合。

4. **肾上腺中动脉**　在平对第 1 腰椎处起自腹主动脉侧壁，横行向外分布于肾上腺中部。

5. **肾动脉**(renal artery)　在平对第 1、2 腰椎体之间起自腹主动脉侧壁，横行向外经肾门入肾。

6. **睾丸动脉**　细长，在肾动脉稍下方由腹主动脉前壁发出，沿腰大肌前面斜向外下，经腹股沟管入阴囊，分布于睾丸。在女性为卵巢动脉，分布于卵巢和输卵管。

（六）髂总动脉及盆部动脉

髂总动脉(common iliac artery)在第 4 腰椎体下缘水平由腹主动脉分出，沿腰大肌内侧向外下方走行，至骶髂关节前方分为髂内动脉和髂外动脉。**髂内动脉**(internal iliac artery)（图 7-26）为一短干，沿盆腔侧壁下行，发出壁支和脏支，分布于盆壁和盆腔脏器。

1. **壁支**

（1）**闭孔动脉**　沿骨盆侧壁行向前下，穿闭孔出盆腔至大腿内侧，分布于大腿内侧肌群及髋关节。

（2）**臀上动脉和臀下动脉**　分别经梨状肌上、下缘穿出至臀部，分支营养臀肌和髋关节。

2. **脏支**

（1）**膀胱下动脉**　沿盆腔侧壁下行，分布于膀胱底、精囊腺和前列腺。女性分布于膀胱和阴道。

（2）**直肠下动脉**　分布于直肠下部，并与直肠上动脉和肛动脉（来自阴部内动脉）

吻合。

（3）**子宫动脉**　走行于子宫阔韧带内，在子宫颈外侧 2 cm 处越过输尿管的前方，沿子宫颈上行，分布于阴道、子宫、输卵管和卵巢等处。在子宫切除术结扎子宫动脉时，应尽量靠近子宫，以免损伤输尿管。

（4）**阴部内动脉**　自梨状肌下缘出盆腔，再经坐骨小孔至坐骨肛门窝，发出肛动脉、会阴动脉、阴茎（阴蒂）动脉等分支，分布于肛门、会阴部和外生殖器。

图 7-26　髂内动脉及其分支（女性）

（七）髂外动脉及下肢动脉

1. 髂外动脉（external iliac artery）　沿腰大肌内侧缘下行，经腹股沟韧带中点深面至股前部，移行为股动脉。其主要分支为腹壁下动脉，经腹股沟管深环内侧上行入腹直肌鞘，分布于腹直肌，并与腹壁上动脉吻合。

2. 股动脉（femoral artery）　为髂外动脉的延续，在股三角内下行（图 7-27），穿过收肌管至腘窝，移行为腘动脉。在腹股沟韧带中点下方可触及股动脉的搏动，当下肢出血时，可在此处向后压向耻骨止血。

3. 腘动脉（popliteal artery）　行于腘窝深部，至腘窝下缘处分为胫前动脉（图 7-28）和胫后动脉。腘动脉的分支分布于膝关节和邻近诸肌。

图 7-27　股动脉及分支

图 7-28 小腿动脉

4. 胫后动脉（posterior tibial artery） 自腘动脉发出后，沿小腿后面浅、深肌之间下行，经内踝后方至足底分为足底内侧动脉和足底外侧动脉（图 7-29）。胫后动脉分支营养小腿后群肌和外侧群肌，足底内、外侧动脉分布于足底和足趾。

5. 胫前动脉（anterior tibial artery） 自腘动脉发出后，向前穿小腿骨间膜至小腿前面，在小腿前群肌之间下行至踝关节前方移行为足背动脉。胫前动脉分支布于小腿前群肌。

6. 足背动脉 位置表浅，在踝关节前方，内、外踝连线中点可触及其搏动。足背动脉分支布于足背和足趾。足背部出血时可在该处向深部压迫足背动脉进行止血。

图7-29　足底动脉

四、体循环的静脉

体循环的静脉数量多,行程长,分布广,与动脉相比,静脉具有以下特点:①体循环的静脉分浅、深两类。浅静脉又称皮下静脉,位于浅筋膜内,数目较多,不与动脉伴行,最终注入深静脉。临床常经浅静脉注射、输液或采血。深静脉又称伴行静脉,位于深筋膜的深面或体腔内,多与同名动脉伴行。其导血范围与伴行动脉的分布范围大体一致。②静脉的吻合比较丰富。浅静脉多吻合成静脉网(弓),深静脉在某些器官周围吻合成静脉丛,如食管静脉丛、直肠静脉丛、手背静脉网等。③常有静脉瓣,静脉瓣由内膜凸入管腔折叠形成,有防止血液逆流的作用。四肢静脉瓣较多,躯干较大的静脉较少或无。④静脉管壁薄,弹性小,管腔大,压力较低,血流缓慢。静脉不仅比相应动脉的管腔大,而且数量也较多。血液总容量是动脉的两倍以上,从而使回心的血量得以与心的输出量保持平衡。

体循环的静脉包括上腔静脉系、下腔静脉系(包括肝门静脉系)(图7-30)和心静脉系。

图7-30　上、下腔静脉及其属支

（一）上腔静脉系

上腔静脉系的主干是**上腔静脉**(superior vena cava),主要收集头颈部、上肢、胸壁和部分胸腔器官的静脉血。

上腔静脉是一条短而粗的静脉干,由左、右头臂静脉在右侧第一胸肋关节后方汇合而成,沿升主动脉右侧垂直下行,注入右心房。

头臂静脉(brachiocephalic vein)左、右各一,由同侧的颈内静脉和锁骨下静脉在胸锁关节后方汇合而成,汇合处的夹角称静脉角(venous angle),有淋巴导管注入。

1. 头颈部的静脉

(1)颈内静脉(internal jugular vein)　为颈部最大的静脉干(图7-31)。上端在颈静脉孔处与颅内的乙状窦相延续,伴颈内动脉、颈总动脉下行至胸锁关节后方,与锁骨下静脉汇合成头臂静脉。颈内静脉与颈总动脉、迷走神经一起被周围结缔组织形成的颈动脉鞘包绕,由于颈动脉鞘与颈内静脉管壁连接紧密,使静脉管腔经常处于开放状态,有利于头颈部静脉血液的回流。但当颈内静脉损伤破裂时,管腔不易回缩、塌陷,有导致空气进入形成栓塞的危险。

图 7-31　头颈部的静脉

颈内静脉的属支有颅内支和颅外支。颅内支汇集了脑、脑膜、视器、前庭蜗器及颅骨的静脉血,最终注入颈内静脉。颅外支汇集了面部、颈部的静脉血,主要的颅外属支有面静脉和下颌后静脉。

面静脉(facial vein):起自内眦静脉,与面动脉伴行,至下颌角下方与下颌后静脉的前支汇合后注入颈内静脉。面静脉收集面前部软组织的静脉血。面静脉在口角平面以上没有静脉瓣,且可通过内眦静脉经眶内的眼静脉与颅内海绵窦交通(图 7-32),因此,当口角以上面部感染时,若处理不当如挤压时,细菌和脓栓可经以上交通途径进入颅内海绵窦,造成颅内感染。临床上常将鼻根至两侧口角之间的三角区称为“危险三角”。

下颌后静脉(retromandibular vein):主要起自颅顶的颞浅静脉,在腮腺下端分为前、后两支,前支注入面静脉,后支注入颈外静脉。下颌后静脉收集颅顶和面部深面区域的静脉血。

（2）**颈外静脉**(external jugular vein)　是颈部最大的浅静脉,在耳下方由下颌后静脉的后支、耳后静脉及枕静脉汇合而成。颈外静脉沿胸锁乳突肌表面下行至锁骨上方穿深筋膜注入锁骨下静脉。主要收集耳郭、枕部及颈前区浅层的静脉血。颈外静脉位置表浅而恒定,管径较大,临床上儿科常在此作静脉穿刺。

海绵窦

眼上静脉

内眦静脉

眼下静脉

翼静脉丛

面静脉

图 7-32　面静脉及其交通

2. 锁骨下静脉及上肢的静脉

(1) 锁骨下静脉(subclavian vein)　是腋静脉的直接延续,位于颈根部,在胸锁关节的后方与颈内静脉汇合成头臂静脉。由于该静脉管腔大、位置恒定,临床上常作为静脉穿刺、心血管造影及长期留置导管的穿刺部位。

(2) 上肢的深静脉　与同名动脉伴行,收集同名动脉分布区域的静脉血,经腋静脉续于锁骨下静脉。

(3) 上肢的浅静脉　主要有头静脉、贵要静脉和肘正中静脉(图 7-33),是临床上采血和输液的常选部位。①**头静脉**起于手背静脉网的桡侧,转至前臂前面,沿肱二头肌外侧上行至肩部,穿深筋膜注入腋静脉。②**贵要静脉**起于手背静脉网的尺侧,转至前臂尺侧,沿肱二头肌内侧上行至臂中部,穿深筋膜注入肱静脉。③**肘正中静脉**为一短粗的静脉干,在肘窝处连接头静脉和贵要静脉。

图 7-33 上肢的浅静脉

3. 胸部的静脉

（1）奇静脉（azygos vein） 起自右腰升静脉，穿膈后沿脊柱右侧上行至第 4 胸椎高度，绕右肺根上方呈弓形向前注入上腔静脉。奇静脉沿途收集右侧肋间后静脉、食管静脉、支气管静脉及半奇静脉的血液。**半奇静脉**（hemiazygos vein）起自左腰升静脉，穿膈后沿脊柱左侧上行至第 8～9 胸椎高度越过脊柱前方注入奇静脉。**副半奇静脉**（accessory hemiazygos vein）沿脊柱左侧下行注入半奇静脉。半奇静脉和副半奇静脉主要收集左侧肋间后静脉血液。

（2）椎静脉丛（vertebral venous plexus） 包括椎内静脉丛和椎外静脉丛，它们分别布于椎管内、外，纵贯脊柱全长。主要收集脊髓、椎骨及其附近肌的静脉血。椎静脉丛的血液分别注入腰静脉、肋间后静脉等处。椎静脉丛还向上、向下分别与硬脑膜窦和盆腔静脉丛相交通。

(二) 下腔静脉系

下腔静脉系由下腔静脉及其属支组成,主要收集下肢、盆部和腹部的静脉血,其主干是下腔静脉。

下腔静脉(inferior vena cava)在第5腰椎水平由左、右髂总静脉汇合而成,沿腹主动脉右侧上行,穿膈的腔静脉孔入胸腔,注入右心房。

1. 下肢的静脉

(1)下肢的深静脉　与同名动脉伴行,收集同名动脉分布区域的静脉血,经股静脉续于髂外静脉。

(2)下肢的浅静脉　主要有大隐静脉和小隐静脉(图7-34),由于行程长、静脉瓣多,因此易发生静脉曲张。①**大隐静脉**起自足背静脉弓的内侧,经内踝前方沿小腿、大腿前内侧上行,注入股静脉。大隐静脉主要有5条属支,即腹壁浅静脉、阴部外静脉、旋髂浅静脉、股内侧浅静脉和股外侧浅静脉。大隐静脉沿途收集足、小腿内侧及大腿前内侧的静脉血。大隐静脉在内踝前方位置恒定且表浅,是临床上静脉穿刺的常选部位。②**小隐静脉**起自足背静脉弓的外侧,经外踝后方沿小腿后面上行至腘窝,穿深筋膜注入腘静脉。

临床应用:静脉穿刺术

　　静脉穿刺术通常分浅静脉穿刺术和深静脉穿刺术。浅静脉穿刺的目的主要是采血,用于采血、输血、输液和注射药物等。浅静脉穿刺常选的静脉有手背静脉、贵要静脉、头静脉、肘正中静脉、足背静脉、小隐静脉、大隐静脉、小儿头皮静脉、颈外静脉等。浅静脉穿刺虽选用部位不同,但穿经的层次基本相同,即皮肤、皮下组织和静脉壁。深静脉穿刺术适用于外周静脉穿刺困难需长期输液治疗或大量、快速扩容通道的建立、胃肠外营养治疗、药物治疗、血液透析、血浆置换术等临床治疗;也适用于心导管检查明确诊断。常用的深静脉穿刺术有中心静脉穿刺置管术、颈内静脉穿刺术、锁骨下静脉穿刺术、股静脉穿刺术等。

---

2. 盆部的静脉

(1)髂内静脉(internal iliac vein)　短而粗,与髂内动脉伴行,在骶髂关节前方与髂外静脉汇合成髂总静脉。髂内静脉的属支收集同名动脉分布区的静脉血。其中脏支是由膀胱静脉丛、直肠静脉丛、子宫静脉丛等汇合而成。直肠静脉丛(图7-35)的上部、中部、下部分别汇入直肠上静脉、直肠下静脉和肛静脉。

髂外静脉
腹壁浅静脉
腹股沟韧带
股静脉
阴部外静脉
大隐静脉
股内侧静脉
股薄肌

髂外动脉
股神经
股动脉
旋髂浅静脉
缝匠肌
股外侧静脉
前皮支
股外侧皮神经
髂胫束
股直肌

腓肠肌

髌下支

大隐静脉

小隐静脉
胫神经

跟腱

腓浅神经

内踝
足背内侧皮神经
足背静脉网

足背外侧皮神经
足背动脉

图 7-34 下肢浅静脉

图 7-35　直肠和肛管的静脉

（2）**髂外静脉**（external iliac vein）　是股静脉的延续，与同名动脉伴行，收集下肢及腹前壁下部的静脉血。

（3）**髂总静脉**（common iliac vein）　由髂内静脉和髂外静脉在骶髂关节的前方汇合而成。

3. 腹部的静脉

（1）**肾上腺静脉**　左、右各一，左侧注入左肾静脉，右侧注入下腔静脉。

（2）**肾静脉**　在肾门处由 3～5 条静脉汇合而成，在肾动脉前方行向内侧注入下腔静脉。

（3）**睾丸静脉**　起自睾丸和附睾，在精索内形成蔓状静脉丛，逐渐汇合成睾丸静脉。左睾丸静脉以直角汇入左肾静脉，右睾丸静脉直接汇入下腔静脉。故睾丸静脉曲张多见于左侧。该静脉在女性为卵巢静脉，起自卵巢，汇入部位与男性相同。

（4）**肝静脉**　位于肝内，2～3 条，收集肝血窦回流的静脉血，在肝的后缘处注入下腔静脉。

（5）**肝门静脉系**　由肝门静脉（图 7-36）及其属支组成。

肝门静脉（hepatic portal vein）在胰头后方由脾静脉和肠系膜上静脉汇合而成，向右上行达肝门处分左、右两支进入肝，在肝内反复分支最后汇入肝血窦，与来自肝固有动脉的血液混合后逐级汇入肝静脉，最后注入下腔静脉。肝门静脉的结构特点为：①为一粗短的主干，长约 6～8 cm。②起止两端均为毛细血管。③主干及其属支内均无瓣膜，故在肝门静脉高压时，血液可逆流。肝门静脉的主要功能是：将消化管道吸收的物质运输至肝，在肝内进行合成、分解、解毒、贮存，为肝的功能性血管。

肝门静脉的主要属支有：脾静脉、肠系膜上静脉、肠系膜下静脉、胃左静脉、附脐静脉、胃右静脉和胆囊静脉。肝门静脉通过属支收集腹腔内除肝以外不成对器官的静脉血。

| 肝 |
| 附脐静脉 |
| 肝门静脉 |
| 胃网膜右静脉 |
| 胃(后壁) |
| 肠系膜上静脉 |
| 右结肠静脉 |
| 回结肠静脉 |

胃左静脉
胃
胃右静脉
胃网膜左静脉
脾静脉
肠系膜下静脉
左结肠静脉
腹主动脉
乙状结肠静脉
直肠上静脉

图7-36　肝门静脉及其属支

　　肝门静脉系与上、下腔静脉系之间有丰富的吻合(图7-37)。

　　肝门静脉系与上、下腔静脉系之间主要通过 3 个静脉丛进行交通。①**食管静脉丛**(esophagus venous plexus):食管静脉丛向下与肝门静脉的属支胃左静脉交通,向上与上腔静脉的属支奇静脉相交通,构成了肝门静脉系与上腔静脉系之间的吻合。②**直肠静脉丛**(rectal venous plexus):直肠静脉丛向上与肠系膜下静脉的属支直肠上静脉交通,向下与髂内静脉的属支直肠下静脉和肛静脉交通,构成了肝门静脉系与下腔静脉系之间的吻合。③**脐周静脉网**(paraumbilical venous plexus):肝门静脉的属支附脐静脉通过脐周静脉网向上与上腔静脉系的腹壁上静脉、胸腹壁静脉交通,向下与下腔静脉系的腹壁下静脉、腹壁浅静脉交通,构成了肝门静脉系与上、下腔静脉系之间的吻合。

　　正常生理状况下,肝门静脉系与上、下腔静脉系之间的吻合支细小,血流量很少,血液主要靠正常途径回流到所属静脉系。当肝硬化或肿瘤等原因造成肝门静脉回流受阻时,血液可通过肝门静脉系与上、下腔静脉系之间的吻合途径建立侧支循环,分别经上、下腔静脉回流入心。由于血流量突然增多,可导致吻合部位的细小静脉变得粗大弯曲,出现静脉曲张。一旦食管静脉丛和直肠静脉丛曲张、破裂,便会引起呕血和便血。

脊柱静脉丛　　　　　　　　　　左颈内静脉

胸外侧静脉　　　　　　　　　　左头臂静脉
上腔静脉
胸廓内静脉　　　　　　　　　　奇静脉

　　　　　　　　　　　　　　　副半奇静脉
　　　　　　　　　　　　　　　食管静脉丛
腹壁上静脉　　　　　　　　　　半奇静脉
胸腹壁静脉
肝右静脉　　　　　　　　　　　食管静脉

　　　　　　　　　　　　　　　胃左静脉
肝门静脉　　　　　　　　　　　脾静脉

脐周静脉网　　　　　　　　　　肠系膜下静脉
肠系膜上静脉　　　　　　　　　睾丸静脉
腹壁浅静脉
腹壁下静脉
下腔静脉
　　　　　　　　　　　　　　　直肠上静脉

髂外静脉　　　　　　　　　　　直肠静脉丛
髂内静脉　　　　　　　　　　　直肠下静脉
　　　　　　　　　　　　　　　肛静脉

图 7-37　肝门静脉系与上、下腔静脉系之间的吻合

第四节　淋巴管道

　　淋巴管道包括毛细淋巴管、淋巴管、淋巴干和淋巴导管。淋巴管道和淋巴组织、淋巴
器官一起组成**淋巴系统**(lymphatic system)(图 7-38),淋巴系统不仅能协助静脉进行体
液回流,而且淋巴器官和淋巴组织还具有产生淋巴细胞、过滤淋巴液和进行免疫应答的
功能。

图 7-38 淋巴系统

一、毛细淋巴管

毛细淋巴管（lymphatic capillary）以盲端起始于组织间隙，彼此吻合成网，管径粗细不均，比毛细血管略粗。管壁由内皮构成，无基膜，内皮细胞间呈叠瓦状邻接。其通透性大于毛细血管，一些大分子物质如蛋白质、细菌、癌细胞、异物等较易进入毛细淋巴管。毛细淋巴管分布广泛，除脑、脊髓、骨髓、角膜、晶状体、牙釉质、上皮、软骨等处外，毛细淋巴管几乎遍布全身。

二、淋巴管

淋巴管（lymphatic vessel）由毛细淋巴管汇合而成。结构与静脉相似，管壁薄，瓣膜更多，外观呈串珠状。当淋巴管局部阻塞时，其远侧的管腔扩大造成瓣膜关闭不全，可造成淋巴逆流。淋巴管分浅、深两种，浅淋巴管位于皮下，多与浅静脉伴行，深淋巴管多与深部血管伴行，淋巴管之间有丰富的吻合。

三、淋巴干

淋巴干(lymphatic trunk)(图7-39)由淋巴管汇合而成,共有9条,每条淋巴干均收集一定范围内的淋巴,分别是左、右颈干收集头颈部左、右侧的淋巴;左、右锁骨下干收集左、右侧上肢和脐以上胸腹壁浅层的淋巴;左、右支气管纵隔干收集胸腔器官和脐以上胸、腹壁深层的淋巴;左、右腰干收集下肢、盆部、腹后壁及腹腔成对脏器的淋巴;肠干收集腹腔内消化器官的淋巴。

图7-39 淋巴干及淋巴导管

四、淋巴导管

全身9条淋巴干最后汇合成2条淋巴导管,即胸导管和右淋巴导管,分别注入左、右静脉角。

1.**胸导管**(thoracic duct) 是全身最粗大的淋巴管道,起始于乳糜池。乳糜池是由左、右腰干和肠干在第1腰椎前方汇合而成。胸导管向上穿膈的主动脉裂孔进入胸腔,沿脊柱前方上行出胸廓上口至颈根部,接收左颈干、左锁骨下干和左支气管纵隔干后注入左静脉角。胸导管收集下半身和左侧上半身的淋巴。

2.**右淋巴导管**(right lymphatic duct) 位于右颈根部,为一短干,由右颈干、右锁骨下干和右支气管纵隔干汇合而成,注入右静脉角。右淋巴导管收集右侧上半身的淋巴。

第五节 淋巴器官

淋巴器官又称免疫器官,是指实现免疫功能的器官,在人体内主要包括胸腺、骨髓、淋巴结、脾和扁桃体等,因为这些器官的重要成分是淋巴组织。淋巴器官的功能是产生淋巴细胞、滤过淋巴液和血液、参与免疫反应,是免疫功能的重要结构基础。

免疫器官根据其发生和作用的不同,可分为两类。一是中枢性免疫器官,包括胸腺和骨髓,是造血干细胞增殖、分化成 T 或 B 淋巴细胞,并向周围免疫器官输送淋巴细胞的场所。二是周围免疫器官,主要包括淋巴结和脾,它的增殖往往需要外来抗原的刺激。随着人体的生长发育,周围免疫器官的功能逐步完善,中枢性免疫器官逐渐萎缩退化。

一、胸腺

(一)胸腺的位置和形态

胸腺(thymus)为锥体形,位于胸腔上纵隔的前部(图 7-40),分为不对称的左、右叶。胸腺有明显年龄变化,新生儿的胸腺为 10 ~ 15 g,是一生中其相对体积最大时期。随着年龄增长,胸腺继续发育,至青春期为 25 ~ 40 g,以后则逐渐退化,其中的胸腺组织大多被脂肪组织所替代。

图 7-40 胸腺

(二)胸腺的功能

1. 胸腺产生并向周围淋巴器官输送 T 淋巴细胞 造血干细胞经血流迁入胸腺后,先在皮质增殖分化成淋巴细胞。增殖后的淋巴细胞大部分在皮质内死亡,小部分细胞继续发育,进入髓质,成为接近成熟的 T 淋巴细胞。这些细胞穿过毛细血管的管壁,循血流再迁移至周围淋巴器官(脾、淋巴结)的特定区域,在那里增殖并参与细胞免疫反应。当周围淋巴器官中的 T 淋巴细胞能够完成细胞免疫功能时,即在成年后胸腺逐渐退化。

2.胸腺产生并分泌胸腺素　胸腺素由网状上皮细胞合成和分泌,是一种蛋白质类物质,能促使 T 淋巴细胞增殖、发育成熟并提高细胞免疫能力。

二、淋巴结

淋巴结(lymph nodes)为大小不一的圆形或椭圆形小体,新鲜时呈灰红色。淋巴结一侧隆凸,另一侧凹陷,称淋巴结门,与凹侧相连的淋巴管称输出淋巴管(efferent lymphatic vessel)。输出淋巴管比输入淋巴管少。一个淋巴结的输出淋巴管可成为下一个淋巴结的输入淋巴管。

淋巴结的数目较多,有浅、深之分。多数沿血管周围分布,群集于身体凹窝或隐蔽之处(图 7-41)。如腋窝、腹股沟、肺门或胸、腹腔大血管附近,常按部位或血管命名。

当身体某部位发生病变时,细菌、毒素等即可以沿着淋巴管到达局部淋巴结。因此,了解局部淋巴结位置、收纳淋巴的范围及其淋巴导流方向,具有十分重要的临床意义。

(一)全身主要淋巴结的分布与淋巴引流

1.头颈部的淋巴结　头颈部的淋巴结多呈环行和纵行分布于头颈交界处,颈部的淋巴结分为颈前淋巴结和颈外侧淋巴结。颈前淋巴结沿颈中部器官(舌骨、喉甲状腺、气管等)排列,收集这些器官的淋巴,输出管注入颈外侧淋巴结。颈外侧淋巴结分为**颈外侧浅淋巴结**(submandibular lymph nodes)(沿颈外静脉排列)和**颈外侧深淋巴结**(deep lateral cervical lymph nodes)(沿颈内静脉排列)。颈外侧浅淋巴结的输出管注入颈外侧深淋巴结。颈外侧深淋巴结数目较多,下部位于锁骨上窝,所以又称锁骨上淋巴结。

2.上肢的淋巴结　上肢的淋巴结包括肘淋巴结和腋淋巴结(axillary lymph nodes)。

(1)肘淋巴结　又名滑车上淋巴结,1~2 个,位于内上髁上方。注入腋淋巴结。

(2)腋淋巴结　位于腋窝内,15~20 个,可分为外侧群、前群、后群、中央群和尖群等五群。**外侧群**在腋窝外侧壁,位于腋血管远侧段周围,收集除注入尖群以外的上肢浅、深淋巴管,其输出管注入中央群、尖群和锁骨上淋巴结。**前群**在前锯肌表面胸小肌下缘沿胸外侧血管排列,收集胸壁、腹前外侧壁上部和乳房外侧部的淋巴;**后群**在腋窝后壁,沿肩胛下血管分布收集项、背部的淋巴管;**中央群**位于腋窝中央的脂肪组织内,收集腋淋巴结外侧群、前群及后群的输出管,而其输出管至腋尖群;**尖群**位于锁骨下方、胸小肌上部和深面,紧靠腋血管近侧段周围,也称锁骨下淋巴结,收集中央群和乳房上部的输出管;尖群的输出管大部分汇合成锁骨下干,只有少部分注入锁骨上淋巴结(图 7-42)。

枕淋巴结

乳突淋巴结

颈外侧浅淋巴结

锁骨上淋巴结

肘淋巴结

上肢淋巴管

腮腺浅淋巴结

下颌下淋巴结

颏下淋巴结

腋淋巴结

胸骨旁淋巴结

腹股沟浅淋巴结

浅淋巴管

图 7-41　全身浅表淋巴结

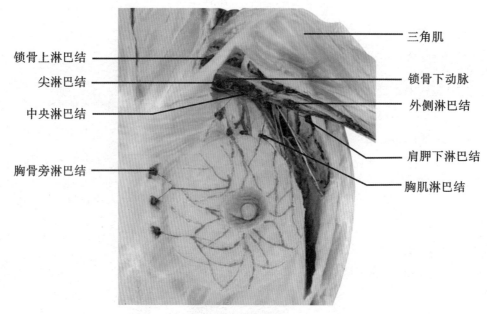

锁骨上淋巴结

尖淋巴结

中央淋巴结

胸骨旁淋巴结

三角肌

锁骨下动脉

外侧淋巴结

肩胛下淋巴结

胸肌淋巴结

图 7-42 腋淋巴结

3. **胸部的淋巴结** 胸前壁及胸后壁绝大部分浅淋巴管都汇入腋淋巴结群。胸腔脏器的淋巴结(图 7-43)有纵隔前淋巴结(位于胸腔大血管和心包的前方)、纵隔后淋巴结(位于食管和胸主动脉前方)和支气管肺门淋巴结。左、右气管旁淋巴结和纵隔前淋巴结的输出管分别汇合成左、右支气管纵隔干,而后注入胸导管或右淋巴导管。

4. **腹部的淋巴结** 腹部的淋巴结由腹壁的淋巴结和腹腔脏器的淋巴结组成。**腰淋巴结**(lumbar lymph nodes)位于腹主动脉和下腔静脉周围,接受腹后壁的淋巴管和腹腔成对器官的淋巴管以及髂总淋巴结的输出管。腰淋巴结的输出管形成左、右腰干(图 7-44)。腹腔不成对器官的淋巴管分别注入位于腹腔干以及肠系膜上、下动脉周围的淋巴结。

5. **盆部的淋巴结** 盆部的淋巴结包括髂总淋巴结、髂内淋巴结、髂外淋巴结和骶淋巴结。髂内、外淋巴结分别位于髂内外动脉及其分支周围,收集盆内器官、会阴、腹股沟区、腹前壁下部、大腿后面和臀部的淋巴,其输出管汇入髂总动脉周围的髂总淋巴结。

6. **下肢的淋巴结** 下肢的淋巴结主要有腘淋巴结、腹股沟浅淋巴结和腹股沟深淋巴结。

(1)**腘淋巴结** 位于腘窝脂肪组织中,收纳足外侧及小腿后外侧部的浅淋巴管、足和小腿的深淋巴管,其输出管注入腹股沟深淋巴结。

(2)**腹股沟浅淋巴结**(superficial inguinal lymph nodes) 位于腹股沟韧带下方,阔筋膜浅面,分上、下两组。上组淋巴结有 5~6 个,位于腹股沟韧带下方,与韧带平行排列,接受腹壁下部、臀部、会阴部和外生殖器的浅淋巴管。下组的 4~5 个淋巴结,沿大隐静脉上端纵行排列。收纳除足外侧及小腿后外侧部以外的整个下肢浅淋巴管。腹股沟浅淋巴结的输出管一部分入腹股沟深淋巴结。

气管旁淋巴结 —— 左迷走神经

右头臂静脉 ——

纵隔前淋巴结 ——

气管 —— 气管支气管上淋巴结

右主支气管 —— 气管支气管下淋巴结

支气管肺门淋巴结

肺门淋巴结

右肺 ——

纵隔后淋巴结 —— 食管

膈

图 7-43 胸腔脏器的淋巴结

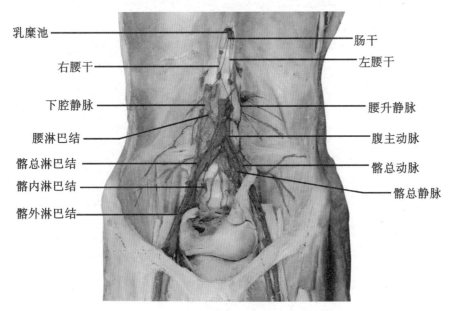

乳糜池 —— 肠干

右腰干 —— 左腰干

下腔静脉 —— 腰升静脉

腰淋巴结 —— 腹主动脉

髂总淋巴结 —— 髂总动脉

髂内淋巴结 ——

髂外淋巴结 —— 髂总静脉

图 7-44 腹腔及盆腔的淋巴结

(3)**腹股沟深淋巴结**(deep inguinal lymph nodes) 3～5 个,位于阔筋膜深面,股静脉内侧。收纳腹股沟浅淋巴结的输出管及下肢深淋巴管。其输出管归入髂外淋巴结。

(二)淋巴结的结构

淋巴结表面有被膜,由致密结缔组织构成。被膜中有输入淋巴管穿入,通入到被膜下方的淋巴窦。被膜的结缔组织通过淋巴结门伸入淋巴结内形成许多小梁,其粗细不等,彼此相连,形成淋巴结的支架。

(三)淋巴结的功能

1. 滤过淋巴液　全身皮肤和黏膜中的毛细淋巴管容易带入病菌、毒素等。它们流经淋巴结时运行缓慢,巨噬细胞可将淋巴液中的病菌、毒素及异物颗粒吞噬、清除。

2. 产生淋巴细胞　B 淋巴细胞在病菌、抗原异物的刺激下形成浆细胞。T 淋巴细胞在抗原刺激下,增殖发育成效应 T 淋巴细胞。

3. 参与免疫反应　在抗原异物的刺激作用下,产生效应 T 淋巴细胞,完成细胞免疫功能,而 B 淋巴细胞转化为浆细胞产生抗体,进行体液免疫。

三、脾

(一)脾的位置和形态

脾(spleen)位于左季肋区深部,胃底与膈之间,恰与第 9 ~ 11 肋相对,长轴与第 10 肋一致(图 7-45)。正常情况下在左肋弓下不能触及脾脏。活体脾,质软而脆,色泽暗红,略呈椭圆形,受暴力打击易发生脾破裂。

图 7-45　脾(脏面)

据其形态脾可分为膈、脏两面,前、后两端和上、下两缘。膈面平滑隆凸,朝向外上,与膈腹腔面相对。脏面凹陷,近中央处为脾门,是血管神经出入之处。脏面前下方与胃底相贴;后下方与左肾和左肾上腺邻靠;下方与胰尾和结肠脾曲接触。上缘锐利,下部有 2 ~ 3 个切迹,称脾切迹。脾肿大时,可作为触诊脾的标志。后端钝圆,向后内。下端宽阔,向前外。脾为腹膜内位器官,周围借韧带与相邻器官相连。

（二）脾的血液循环

脾动脉由脾门入脾后,分支进入小梁,并随小梁的分支而分支,称小梁动脉。小梁动脉发分支进入白髓称中央动脉。中央动脉除发分支营养白髓外,还有分支进入边缘区,其本干及其分支进入红髓,最后形成动脉毛细血管,大部分动脉毛细血管开口于脾索。因此,脾索中有大量的血细胞,血细胞可穿过窦壁进入血窦。

（三）脾的功能

1.**滤血**　以吞噬清除血液中的病菌、异物及衰老、死亡的血细胞。

2.**造血**　人类脾脏在胚胎发育的一段时间内,具有产生各种血细胞及血小板的功能。出生后还保持着产生淋巴细胞的作用。但当机体需要时脾脏还能恢复其制造多种血细胞的功能,称之为髓外造血。

3.**储血**　脾有储存血细胞的功能,主要是红细胞和血小板。当机体急需时,脾脏被膜收缩,可将贮存的血细胞释放入血循环。

4.**参与免疫反应**　典型表现为T淋巴细胞进行的细胞免疫;B淋巴细胞进行的体液免疫。

（嘉应学院　刘　钦）

（南阳理工学院国医学院　徐国昌）

第八章

感觉器

学习要点

眼球壁的组成及各部的结构特点;眼的屈光系统;房水的形成及其循环路径;眼球外肌的名称、位置及作用;外耳道的位置、分部和弯曲;鼓膜的位置、形态和分部;鼓室的位置和鼓室六个壁的名称;咽鼓管的位置和开口;内耳的位置、分部及位、听感受器的名称和位置;声波的传导路径;幼儿咽鼓管的形态特点。

临床案例

患儿,女,6岁,一周前因咳嗽、发热、呕吐,在卫生站服药。一天前开始出现耳部剧烈疼痛,吞咽及咳嗽时耳痛加剧,哭闹不安,拒食。

体格检查:体温38.6 ℃,耳部压痛,有脓液自右侧外耳道排出。

分析提示:中耳炎,咽喉炎,咽鼓管,鼓膜,鼓膜穿孔,鼓室。

问题:中耳位于何处,化脓性中耳炎会向哪些方向蔓延?

感觉器(sensory organs)是机体感受刺激的装置,是**感受器**(receptor)及其附属结构的总称。感受器主要指能感受某种刺激而产生兴奋的结构。一般感受器由感觉神经末梢构成,它们广泛地分布于机体各部;有的结构较为复杂,由一些结构形成被囊包裹神经末梢构成。例如,环层小体、触觉小体等。而感觉器不仅感受装置更完善,而且具有复杂的附属装置。例如,视器除感受器(视网膜)之外,还包括眼的屈光系统和保护、运动装置、泪器等。听觉器官不仅指声音感受器,还包括耳的其他结构,如耳的传音部分。因此视器、听器等属特殊感受器或简称感觉器。

根据感受器的特化程度可分为两类:①一般感受器,分布全身各部,如触、压、痛、温度、肌、腱、关节、内脏和心血管的感受器;②特殊感受器,只分布于头部,包括嗅、味、视、听和平衡的感受器。

根据感受器所在部位和所接受刺激的来源可分为三类:①**外感觉器**(exteroceptor)分

布在皮肤、黏膜、视器和听器等处,接受来自外界环境的刺激,如触、压、痛、温度、光、声等刺激。②**内感受器**(interoceptor)分布在内脏和血管等处,接受来自内环境的物理或化学刺激,如压力、渗透压、温度、离子及化合物浓度等。③**本体感受器**(proprioceptor)分布在肌、肌腱、关节和内耳位觉器等处,接受机体运动和平衡时产生的刺激。

第一节　视器

视器(visual organ)又称眼(eye),由眼球(图8-1)和眼副器两部分组成。其功能是接受可见光的刺激,将感受的光波刺激转变为神经冲动,经视觉传导通路到大脑视觉区产生视觉。

图8-1　眼球的构造

一、眼球

眼球(eyeball)由眼球壁及眼球内容物组成。眼球位于眶内,近似球形,后面借视神经连于间脑的视交叉。眼球前面角膜的正中点称前极,后面巩膜正中点称后极,前、后极的连线称**眼轴**(axis oculi)。经瞳孔中央到视网膜黄斑中央凹的连线与视线方向一致,称**视轴**(axis optica)。

(一)眼球壁

眼球壁从外向内依次分为外膜、中膜和内膜三层。

1. 外膜 又称**纤维膜**(fibrous tunic),由致密结缔组织构成,厚而坚韧,具有支持和保护眼球内容物的作用。外膜又分为角膜和巩膜两部分。

(1)**角膜**(cornea) 占眼球外膜的前1/6,无色透明,曲度较大,外凸内凹,富有弹性,具有屈光作用。角膜内无血管,营养靠房水和角膜外侧部的血管渗透供给。角膜有丰富的感觉神经末梢,所以感觉十分灵敏。

临床应用：角膜移植

 眼的构造好比一部光学照相机,视网膜、视神经与大脑视觉中枢的功能就像胶卷,虹膜像是光圈,角膜就像是相机的镜头。角膜如果变得混浊,就好比照相机的镜头磨损了,会影响到相机的影像。角膜移植就是用正常的眼角膜替换患者现有病变的角膜,使患眼复明或控制角膜病变,达到增进视力或治疗某些角膜疾患的眼科治疗方法。一些引起患者严重视力受损甚至是失明的角膜疾病,通过进行角膜移植的方法可以完全治愈。

---

(2)**巩膜**(sclera) 占外膜的后5/6,厚而坚韧,呈乳白色,不透明。巩膜与角膜交界处的深面有一环形小管,称**巩膜静脉窦**(sinus venous sclerae)(图8-2),是房水流归静脉的通道。

图8-2 眼球壁横切面

2. 中膜 也称**血管膜**或**色素膜**,由疏松结缔组织构成,富含血管和色素细胞,呈棕黑色。中膜从前向后又分为虹膜、睫状体和脉络膜三部分。

(1)**虹膜**(iris) 位于角膜后方,呈冠状位圆盘状,中央有圆形的孔,称**瞳孔**(pupil)。在活体上透过角膜可看到虹膜和瞳孔,是光线进入眼球的通路。虹膜内含两种排列方向不同的平滑肌。环绕瞳孔排列的,称**瞳孔括约肌**(sphincter pupillae),收缩时可缩小瞳孔;自瞳孔向周围呈辐射状排列的,称**瞳孔开大肌**(dilator pupillae),收缩时可开大瞳孔。瞳孔的缩小与开大可调节进入眼内的光线。虹膜的颜色取决于色素的多少,有种族差别。

（2）**睫状体**（ciliary body） 是位于虹膜与脉络膜之间的肥厚部分，其前部有向内突出呈辐射状排列的皱襞，称**睫状突**（ciliary processes）；后部平坦，称睫状环。睫状突借睫状小带与晶状体相连。睫状体内含放射状排列的平滑肌，称**睫状肌**（ciliary muscle），该肌收缩与舒张可使睫状小带松弛与紧张，从而改变晶状体曲度，调节屈光能力。睫状体还可产生房水。

（3）**脉络膜**（choroid） 为中膜的后部，贴于巩膜内面，占中膜的 2/3，光滑有弹性。此膜富含黑色素细胞和血管，呈棕黑色，具有吸收眼内分散光线和营养眼球的作用。

3. **内膜** 即视网膜（retina）。

（1）**视网膜盲部** 贴在虹膜和睫状体内面，无感光作用。

（2）**视网膜视部** 贴在脉络膜内面，具有感光作用。在视网膜后部偏鼻侧，可见一圆盘状隆起，称**视神经盘**（optic disc），又称**视神经乳头**（optic disc）。此处有视网膜中央动、静脉通过，无感光作用，故称生理性**盲点**。在视神经盘颞侧稍下约 3.5mm 处有一黄色小区，称**黄斑**（macula lutea）。其中央凹陷，称**中央凹**（central fovea），此处视网膜最薄，无血管，只有视锥细胞和色素上皮细胞，是视觉最敏锐、最精确，辨色能力最强的部位（图 8-3）。

图 8-3 右侧眼底

视网膜视部的两层之间连接疏松，某些病理情况导致的视网膜剥离症即此二层的分离。神经层由外向内依次为视细胞、双极细胞和节细胞。视细胞是感光细胞，即视觉感受器，分视锥细胞和视杆细胞两种。视锥细胞能感受强光，能分辨颜色。视杆细胞只能感受弱光，不能辨色。三层神经细胞借轴、树突依次互相联系。节细胞的轴突沿视网膜内面向视神经盘处集中，然后穿出眼球壁组成视神经。

（二）眼球内容物

眼球内容物包括房水、晶状体和玻璃体。它们与角膜共同构成眼的屈光系统，具有屈光作用。

1. 眼房和房水

（1）**眼房**（chambers of eyeball）　是位于角膜后方和晶状体前方的不规则腔隙。眼房被虹膜分隔为两部分：虹膜与角膜之间的腔隙称前房，虹膜与晶状体之间的腔隙称后房，两者借瞳孔相通。在眼球前房的周边，虹膜与角膜交界处的环形区域称虹膜角膜角，又称前房角。此角与巩膜静脉窦相邻，其间隔以网状小梁组织。

（2）**房水**（aqueous）　为无色透明的液体，充满于眼房内。房水由睫状体产生，经眼球后房、瞳孔到眼球前房，再经虹膜角膜角渗入巩膜静脉窦，最后汇入眼静脉。

房水的正常循环有维持眼内压，输送营养物质以营养角膜和晶状体的功能。若房水回流受阻，则引起眼内压增高，导致视力减退甚至失明，临床上称**青光眼**。

2. 晶状体（lens）　位于虹膜与玻璃体之间，具有弹性，为无血管和神经的透明体（图8-4）。晶状体表面包有薄而透明的晶状体囊，周缘借睫状小带连于睫状体。晶状体的曲度可随睫状肌的舒缩而改变。看近物时，睫状肌收缩，睫状突向前内移动，睫状小带松弛，晶状体因本身的弹性回缩而变厚，屈光能力增强；看远物时，睫状肌舒张，睫状突向后外退缩，睫状小带被拉紧，牵拉晶状体变薄，屈光能力减弱。晶状体的上述调节能使所看物像恰好聚焦到视网膜上。老年人因晶状体弹性减弱，看近物时模糊，看远物时较清晰，俗称"老花眼"。因代谢和外伤等原因，晶状体发生混浊而影响视力，称**白内障**。

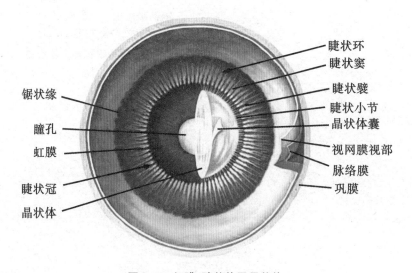

图8-4　虹膜、睫状体及晶状体

3. 玻璃体（vitreous body）　玻璃体为充满于晶状体与视网膜之间的无色透明的胶状物，表面被覆着玻璃体膜，具有屈光和支持视网膜的作用。若支持作用减弱，可导致视网膜剥离，若玻璃体浑浊，可影响视力，临床称飞蝇感或**飞蚊症**。

二、眼副器

眼副器（accessory organs of eye）包括眼睑、结膜、泪器、眼球外肌等，对眼球具有保护、支持和运动的作用。

（一）眼睑

眼睑（palpebrae）位于眼球的前部,有保护眼球的作用。眼睑分为上睑和下睑,上、下睑之间的裂隙称睑裂。睑裂的两侧成锐角,分别称内眦和外眦。眼睑的游离缘称睑缘。近内眦处,上、下缘各有一小孔称**泪点**（lacrimal punctum）,是上、下泪小管的入口。

眼睑由浅入深依次是皮肤、皮下组织、肌层、睑板和睑结膜。

1. **皮肤** 薄而柔软。睑缘处生有睫毛。睫毛根部的皮脂腺称睑缘腺,开口于睫毛毛囊,发炎时肿胀称睑腺炎,又称**麦粒肿**。

2. **皮下组织** 为薄层疏松结缔组织,是容易发生水肿的部位。

3. **肌层** 主要为骨骼肌,包括眼轮匝肌和上睑提肌。

4. **睑板**（tarsal） 由致密结缔组织构成,硬如软骨,是眼睑的支架。睑板内有许多平行排列的分支管泡状皮脂腺,称**睑板腺**（tarsal glands）,导管开口于睑缘,分泌物有润滑睑缘和保护角膜的作用。若睑板腺导管阻塞,分泌物在睑板腺内潴留,可形成睑板腺囊肿,又称**霰粒肿**。

5. **睑结膜**（conjunctiva） 为薄层黏膜。黏膜上皮为复层柱状上皮,有杯状细胞,上皮下固有层为薄层结缔组织。睑结膜反折覆盖于巩膜表面称球结膜。

（二）结膜

结膜（conjunctiva）为一层富含血管的透明薄膜（图8-5）,分为两部分:衬于眼睑内面的部分称**睑结膜**（palpebral conjunctiva）;覆盖在巩膜前面的部分称**球结膜**（bulbar conjunctiva）。上、下睑结膜与球结膜互相移行,其反折处分别形成结膜上穹和结膜下穹。闭眼时全部结膜围成一个囊状腔隙,称**结膜囊**（conjunctival sac）,此囊通过睑裂与外界相通,临床上滴眼药即滴入此囊内。

图8-5 结膜

（三）泪器

泪器（lacrimal apparatus）由泪腺和泪道组成（图8-6）。

1. **泪腺**（lacrimal gland）   位于眶的泪腺窝内，不断分泌泪液，借眨眼动作涂于眼球表面，以湿润角膜和保护眼球。

2. **泪道**   包括**泪点**（lacrimal punctum）、**泪小管**（lacrimal ductule）、**泪囊**（lacrimal sac）和**鼻泪管**（nasolacrimal duct）。泪小管起于上、下睑缘的泪点，两管汇合开口于泪囊。泪囊位于泪囊窝内，其上部为盲端，下端延续为鼻泪管。鼻泪管下端开口于下鼻道。

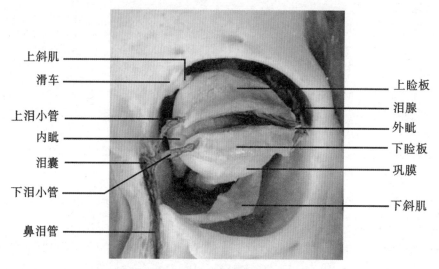

图8-6   泪器

上斜肌
滑车
上泪小管
内眦
泪囊
下泪小管
鼻泪管

上睑板
泪腺
外眦
下睑板
巩膜
下斜肌

临床应用：泪道冲洗术

泪道冲洗术是将液体注入泪道疏通其不同部位阻塞的操作技术，既可检查泪道有无狭窄和阻塞，又可作为治疗方法，清除泪囊内积存的分泌物。操作的解剖学要点是：在内眦处将针头插入下泪点。嘱患者眼球外展，充分暴露泪点。操作者用左手将患者下睑内1/3处皮肤向外下方牵拉，将针头先垂直插入下泪点1.5~2 mm，转向水平方向，朝内眦部顺泪小管方向推进5~6 mm，到达骨壁后稍后退1~2 mm，缓慢注入生理盐水。若鼻泪管通畅，则生理盐水即由鼻腔流出；如鼻泪管部分狭窄，则仅有少许生理盐水由鼻腔流出，大部分由上泪点溢出；如泪小管阻塞，则生理盐水由原泪点返回。冲洗前注意针头不要顶住泪囊的内侧壁，以免推液时不易流出，误认为泪道阻塞；进针要顺泪小管方向缓慢推进，以免刺破泪小管壁造成假道。

(四) 眼球外肌

眼球外肌(extraocula rmuscles),均为骨骼肌,共有 7 条(图 8-7)。**上睑提肌**(levator palpebrae superioris)能提上睑,其余 6 条为眼球运动肌,包括内直肌、外直肌、上直肌、下直肌、上斜肌和下斜肌。除下斜肌起于眶下壁的前内侧部外,其余眼外肌都起于视神经管周围的总腱环。上睑提肌止于上眼睑,其余眼外肌全部止于眼球巩膜。它们的作用如下:内直肌使瞳孔转向内方;外直肌使瞳孔转向外方;上直肌使瞳孔转向内上方;下直肌使瞳孔转向内下方;上斜肌使瞳孔转向外下方;下斜肌使瞳孔转向外上方。眼球的正常运动,是所有眼肌协同作用的结果。

图 8-7　眼球外肌

（图中标注：上斜肌、内直肌、视神经、下直肌、上颌神经、上睑提肌、上直肌、泪腺、外直肌、下斜肌）

三、眼的血管

(一) 眼的动脉

分布于视器的动脉主要为**眼动脉**(ophthalmic artery)。眼动脉起于颈内动脉,与视神经一起经视神经管入眶,分支营养眼球壁、眼球外肌、泪腺和眼睑等。其中最重要的分支是视网膜中央动脉。**视网膜中央动脉**(central artery of retina)是供应视网膜内层的唯一动脉,它从眼动脉发出后先行于视神经下方,后穿入视神经鞘,从视神经盘穿出分为 4 支,即视网膜鼻侧上、下小动脉和视网膜颞侧上、下小动脉。临床常用眼底镜观察这些动脉,帮助诊断某些疾病(如高血压病)。

(二) 眼的静脉

眼的静脉主要是视网膜中央静脉和涡静脉。视网膜中央静脉与同名动脉伴行,收集视网膜回流的血液。涡静脉位于眼球中膜外层,有 4~6 条,收集虹膜、睫状体和脉络膜的静脉血,穿出巩膜后注入眼上、下静脉。眼的静脉与面静脉间有吻合,且无静脉瓣,面部感染可经此侵入颅内。

第二节　前庭蜗器

前庭蜗器(vestibulocochlear organ),俗称耳(ear),又称位听器(图8-8)。按部位分为外耳、中耳和内耳三部分。外耳和中耳是收集和传导声波的结构,内耳包括前庭器(位觉器)和听器。位觉器感受头部的位置变化;听器感受声波刺激。

图8-8　前庭蜗器全貌

一、外耳

外耳(external ear)包括耳郭、外耳道和鼓膜。

(一)耳郭

耳郭(auricle)大部分以弹性软骨为支架,表面覆以皮肤,血管和神经丰富,有收集声波的作用。耳郭下部无软骨的部分称耳垂(auricular lobule),是临床采血的常用部位。耳郭中部的深窝内有外耳门,外耳门前外方的突起称耳屏。

(二)外耳道

外耳道(enternal acoustic meatus)是从外耳门到鼓膜的弯曲管道,长约2.5 cm,其外侧1/3为软骨部,朝向内后上;内侧2/3为骨部,朝向内前下。因软骨部可被牵动,检查鼓膜时应将耳郭拉向后上,外耳道被拉直才能看到鼓膜。儿童外耳道较短且平直,检查时应拉耳郭向后下方。外耳道皮肤与软骨膜和骨膜结合紧密,缺乏皮下组织,故外耳道发生疖肿时,疼痛剧烈。外耳道皮肤内有耵聍腺(ceruminous gland)可分泌耵聍,有保护作用,积存过多可影响听力。

(三)鼓膜

鼓膜(tympanic membrane)位于外耳道底与中耳鼓室之间,外面向前、下、外倾斜,为椭圆形的浅漏斗状半透明薄膜,中心向内凹陷部称鼓膜脐(umbo of tympanic membrane),其上1/4部称松弛部;下3/4部为紧张部。在活体鼓膜前下部有一个三角形反光区称光锥(cone of light),光锥消失是鼓膜内陷的标志(图8-9)。

图8-9 鼓膜(右侧外面)

二、中耳

中耳(middle ear)包括鼓室、咽鼓管和乳突小房等。

(一)鼓室

鼓室(tympanic cavity)是颞骨岩部内含气的不规则小腔,内衬黏膜,鼓室内有3块听小骨和2块听小骨肌。

1.鼓室壁 鼓室有6个壁。

(1)上壁 称盖壁,为一分隔鼓室与颅中窝的薄骨板。

(2)下壁 称颈静脉壁,借薄层骨板与颈内静脉起始处分隔。

(3)前壁 称颈动脉壁,即颈动脉管的后壁,其上部有咽鼓管的开口。

(4)后壁 称乳突壁,上部有乳突窦的开口,由此经乳突窦与乳突小房相通。开口稍下方有一锥形突起,称锥隆起,内藏镫骨肌。

(5)外侧壁 称鼓膜壁,主要由鼓膜构成,中耳炎时脓液可破坏鼓膜,造成鼓膜穿孔。

(6)内侧壁 称迷路壁,即内耳迷路的外壁。此壁的中部隆突,称岬。岬的后上方有一卵圆形的**前庭窗**(fenestra vestibule),为镫骨底封闭。岬的后下方有一圆形的**蜗窗**(fenestra cochleae),被第二鼓膜封闭。前庭窗后上方有面神经管凸,管内有面神经通过,在中耳炎症或施行中耳内手术时易伤及面神经。

2.听小骨 鼓室内有三块**听小骨**(auditory ossicles),由外向内依次为**锤骨**(malleus)、**砧骨**(incus)和**镫骨**(stapes),它们以关节相连成听骨链(图8-10)。锤骨下部附于鼓膜,镫骨底封闭前庭窗,当声波冲击鼓膜时,借听骨链的运动使镫骨底做内外运动,将声波传至内耳。

3. 听小骨肌

（1）鼓膜张肌 位于咽鼓管上方，止于锤骨柄，功能是紧张鼓膜。

（2）镫骨肌 位于锥隆起内，止于镫骨，作用是牵拉镫骨底向外方，以减小镫骨传向内耳的压力。

（二）咽鼓管

咽鼓管（pharyngotympanic tube）为连通咽与鼓室之间的管道，分为外侧的骨部和内侧的软骨部，管的外端开口于咽腔鼻部，即咽鼓管咽口。此管的作用是使鼓室的气压与外界的大气压相等，以维持鼓膜内外气压的平衡，保证鼓膜的正常振动。小儿咽鼓管较成人的短粗，且接近水平位。所以，咽部的感染易沿此管侵入鼓室，起中耳炎。

图 8-10　听小骨

（三）乳突小房

乳突小房（mastoid cells）为颞骨乳突内的许多含气小腔，内衬黏膜。其前部借乳突窦开口于鼓室后壁，因此中耳炎可向后蔓延，形成乳突炎。

临床应用：化脓性中耳炎

　　化脓性中耳炎是中耳黏膜的化脓性炎症，常见的致病菌主要是肺炎球菌、流感嗜血杆菌、金黄色葡萄球菌等。致病菌侵入中耳的途径可以因鼓膜外伤而感染，由咽鼓管途径感染最多见。化脓性中耳炎好发于儿童，原因在于幼儿的咽鼓管比较平直，且管腔较短，内径较宽。当小儿上吸道感染、游泳呛水和呛乳时，常以此途径感染中耳。化脓性中耳炎根据病程分为急性化脓性中耳炎和慢性化脓性中耳炎。急性化脓性中耳炎病程超过6~8周，病变侵及骨膜或深达骨质造成不可逆损伤称为慢性化脓性中耳炎。儿童期慢性化脓性中耳炎往往需要待患儿咽鼓管功能改善后手术治疗。

三、内耳

内耳（internal）又称**迷路**（labyrinth），位于颞骨岩部的骨质内，介于鼓室内侧壁和内耳底之间，形状不规则，构造复杂，由骨迷路和膜迷路组成（图 8-11）。骨迷路（bony labyrinth）是骨质围成的小隧道；膜迷路位于骨迷路内，是封闭的膜性小管和小囊。骨迷路与膜迷路之间充满着外淋巴，膜迷路内充满着内淋巴，内、外淋巴互不交通，有营养内耳和传递声波的作用。

（一）骨迷路

骨迷路由后外向前内分为骨半规管、前庭和耳蜗三部分。

1. **骨半规管**（bony semicircular canals） 为三个相互垂直的半环形小管。按其位置分别为前骨半规管、后骨半规管和外骨半规管，每个管都有一个膨大的壶腹脚和一个较小的单脚。前、后骨半规管的单脚合成一个总脚，因此三个骨半规管以五个孔开口于前庭。

2. **前庭**（vestibule） 位于骨迷路中部的腔隙，呈椭圆形腔隙，前庭的外侧壁上有前庭窗，内侧壁为内耳道底，前下方借一大孔与耳蜗相通，后上方以五个小孔与三个骨半规管相通。

图 8-11 骨迷路与膜迷路

3. **耳蜗**（cochlea） 形似蜗牛壳（图 8-12），其底向后内，对内耳道底称蜗底，尖端向前外称蜗顶（cupula of cochlea），耳蜗由蜗螺旋管（cochlear spiral canal）环绕蜗轴（modiolus）约两圈半构成。从蜗轴伸出骨螺旋板，此板与膜迷路的蜗管相连，从而将蜗螺旋管分成上、下两半，上半称前庭阶（scala vestibuli），下半称鼓阶（scala tympani）。前庭阶与鼓阶内充满外淋巴，两者在蜗顶处借蜗孔（helicotrema）相通。

图 8-12 耳蜗纵切

（二）膜迷路

膜迷路（membranous labyrinth）在骨迷路内，分为膜半规管、椭圆囊和球囊、蜗管（图 8-13）。

1. **膜半规管**（semicircular ducts）是骨半规管内的膜迷路，形态与骨半规管相似，套在同名骨半规管内。膜半规管的一端膨大为膜壶腹，壶腹壁上有隆起的**壶腹嵴**（crista ampullaris），壶腹嵴感受头部旋转运动开始和终止时的刺激。

图 8-13　膜迷路

2. **椭圆囊和球囊**　椭圆囊（utricle）和球囊（saccule）均在前庭内，椭圆囊居后上方，与膜半规管的五个孔连通；球囊居前下方与蜗管连通。两囊内面壁上均有隆起的小斑，分别称为**椭圆囊斑**（macula utriculi）和**球囊斑**（macula sacculi）。椭圆囊斑和球囊斑司位觉，统称为位觉斑。位觉斑感受直线加速和减速运动时的刺激，也感受头部静止时的位置觉。

3. **蜗管**（cochlear duct）　套在蜗螺旋管内。内缘接骨螺旋板，外壁贴于蜗管的骨壁上。它起自前庭，终于蜗顶，两端均为盲端。蜗管上壁为蜗管前庭壁（前庭膜），蜗管下壁为蜗管鼓壁（基底膜），在基底膜上有**螺旋器**（spiral organ），是听觉感受器。

四、声波的传导途径

声波的传导途径有两条，一是空气传导，二是骨传导。

1. **空气传导**　声波经外耳门、外耳道振动鼓膜，再经听骨链传至前庭窗，引起前庭阶和鼓阶的外淋巴波动，此部外淋巴的波动再引起蜗管的内淋巴和基底膜振动，刺激螺旋器产生神经冲动，经蜗神经传到中枢，最后到达大脑皮质的听区产生听觉。

2. **骨传导**　声波经颅骨和骨迷路导致内耳的内淋巴波动，刺激螺旋器产生神经冲动引起听觉。但传导速度慢，效果极微。

第三节　其他感觉器

除视器和听器之外，特殊感受器还有嗅器和味器。不过，它们与视器和位听器相比较，其构造简单并附属于其他器官。这些特殊感受器都集中于头部，专司接受某种特殊刺激。而一般感受器弥散地分布于身体各部的组织结构中，分别接受痛、温、触、压等外部刺激或来自体内环境的刺激。

一、嗅器

嗅器(olfactory organ)在鼻腔上部,即上鼻甲以及与其相对的鼻中隔部分。此部黏膜微具黄色,血管比呼吸部少。此部黏膜内含双极的嗅细胞,细胞的远端有纤毛。嗅细胞的中枢突集成嗅丝(约20条),它们穿过筛骨的筛板进入嗅球。

二、味器

味器(gustatory organ)即**味蕾**(taste bud)。人类的味蕾分布在舌、腭、会厌等处,但以舌的菌状乳头和轮廓乳头上最多。味蕾内含味细胞,其一端向味孔,另一端(基部)有味觉神经分布。分布在味蕾的神经主要是面神经和舌咽神经。软腭、会厌部味蕾由迷走神经分布。味觉刺激主要有酸、甜、苦、咸四种。

三、皮肤

皮肤(skin)覆盖体表,占体重的16%左右,是人体最大的器官。各处皮肤厚薄不一,手掌、足底等处较厚,阴囊、眼睑等处较薄。皮肤借皮下组织与深部的组织相连。

皮肤内有毛、指(趾)甲、皮脂腺和汗腺等表皮衍生的附属器。皮肤直接与外界环境接触,对人体有重要的保护作用,能阻挡异物和病原体侵入,并能防止体内组织液丢失。皮肤内有丰富的感觉神经末梢,能感受外界的多种刺激。此外,皮肤对调节体温也起重要作用。

(一)皮肤的结构

1. **表皮** 表皮(epidermis)由角化的复层扁平上皮构成,基底面起伏不平,借基膜与真皮相连。身体各部的表皮厚薄不均,手掌、足跖部最厚。

2. **真皮** 真皮(dermis)位于表皮深层,分为乳头层和网织层。

(1)**乳头层**(papillary layer) 借基膜与表皮相连,并向表皮底部突出形成许多嵴状或乳头状隆起,称**真皮乳头**(dermal papilla)。乳头内的结缔组织较疏松,内含丰富的毛细血管、游离神经末梢和触觉小体。

(2)**网织层**(reticular layer) 位于乳头层下方,是真皮的主要部分。由不规则的致密结缔组织组成,内含粗大的、交织成网的胶原纤维束和弹性纤维束,使皮肤既具有韧性,又有弹性。此层还有较多的血管、淋巴管和神经。毛囊、皮脂腺、汗腺也可伸至网织层,并有较多环层小体。

(二)皮肤附属器

皮肤附属器包括毛、皮脂腺、汗腺、指(趾)甲等(图8-14)。

1. **毛** 除手掌及足底外,毛(hair)广泛分布于全身表面。伸出皮肤外面的部分称**毛干**(hair shaft),埋在皮肤内的部分称毛根(hair root)。毛根周围包有上皮和结缔组织组成的**毛囊**(hair follicle)。毛和毛囊与皮肤表面呈钝角的一侧有一束斜行的平滑肌,称**立毛肌**(arrector pili muscle),其一端附于毛囊,另一端终止于真皮浅部。立毛肌收缩,可使毛发直立。

图 8-14　皮肤附属器

临床应用：皮内注射和皮下注射

　　由于皮肤具有一定的吸收功能，故临床可根据需要采用皮内注射和皮下注射药物的方法。皮内注射是把少量药物注入表皮与真皮乳头层之间，主要用于药物过敏试验，注射部位多选择前臂掌侧下段正中。皮下注射是少量药液注入皮下组织内，常用的注射部位一般在三角肌下缘，也可以在股外侧、腹部或者背部。

　　2. 皮脂腺　皮脂腺(sebaceous gland)为泡状腺，由2~5个腺泡(分泌部)和一个共同的短导管组成。除手掌、足跖外，其余部位的皮肤均有皮脂腺存在。

　　3. 汗腺　汗腺(sweat gland)几乎分布于人的全身皮肤，以手掌、足底和腋窝处最多。汗腺分泌汗液，有湿润皮肤、调节体温的作用。同时还排出一部分离子和含氮化合物，有助于调节水盐平衡和排泄代谢废物。

　　在人的腋窝、乳晕、脐周、会阴部、肛门周围、包皮、阴囊、阴阜和小阴唇等处还有一种大汗腺，其腺腔较大，为分支管状腺，导管开口于毛囊。分泌物为浓稠的乳状液，被细菌分解后产生异味，即通常所说的狐臭。大汗腺在青春期较发达，随年龄增长而逐渐退化。

　　4. 指(趾)甲　指(趾)甲(nail)位于手指和足趾远端的背面，是表皮的角质层增厚而成的板状结构。甲的前部露于体表，称为**甲体**(nail body)；后部埋于皮肤内，称为**甲根**(nail root)。甲根深部的上皮为**甲母质**(nail matrix)，是甲体的生长点，拔甲时不可破坏。甲体两侧和甲根浅面的皮肤皱襞，称为**甲襞**(nail fold)。

（南阳医学高等专科学校　齐书妍）

神经系统

学习要点

神经系统的区分、常用术语;脊髓和脑的位置、外形、内部结构及功能;脑和脊髓的被膜、血管和脑脊液循环;传导路的组成;脊神经的组成成分和组成各丛的脊神经前支、各丛的位置及主要神经的分支分布;脑神经的名称、性质、主要分支分布。内脏运动神经、内脏感觉神经的形态结构特征和分布。

临床案例

患者女,78 岁。入院前 4 h 突然觉得头痛,同时发现左侧肢体乏力,左上肢不能持物,左下肢不能行走,恶心伴呕吐胃内容物数次,即急送医院就诊。

体格检查:神清,血压 185/95 mmHg,脉搏 80 次/min,律齐,心电图示窦性心律,对答切题,双眼向右凝视,双瞳孔等大等圆,对光反射存在,左鼻唇沟浅,伸舌略偏左。左侧肢体肌张力增高,左侧腱反射略亢进,病理反射左侧(+),右侧(−)。

头颅 CT:示右侧颞叶血肿。

临床诊断:脑出血。

问题:神经系统包括哪几部分? 脑位于何处? 包括哪些部分? 脑出血为什么会引起偏瘫等临床症状?

第一节 概 述

神经系统(nervous system)是由脑和脊髓及周围神经组成,是机体内起主导作用的调节系统。神经系统借助于感受器接受体内和体外的刺激,并引起各种反应,借以调节和控制全身各器官、系统的活动,使人体成为一个完整的对立统一体。在神经系统的调控下,各器官系统相互制约、相互协调,以适应机体活动的协调统一。

人类的脑,在劳动和语言的推动下,大脑皮质得到了空前发展。因此,人类不只是被动地适应外界环境的变化,而且可以能动地认识客观世界,并进而改造客观世界。这是人类神经系统的最主要的特点。

一、神经系统的区分

神经系统分为中枢神经系统和周围神经系统(图9-1)。中枢神经系统包括脑和脊髓。周围神经系统分脑神经和脊神经,其中脑神经12对,脊神经31对。周围神经按分布对象又可分为躯体神经和内脏神经。周围神经有运动成分和感觉成分,分别称运动神经和感觉神经,感觉神经又称传入神经,运动神经又称传出神经。其中,内脏运动神经分布于心肌、平滑肌和腺体,不受主观意识控制,又称自主神经或植物神经。自主神经又分为交感神经和副交感神经。

二、神经系统的活动方式

神经系统的基本活动方式是反射。神经系统在调节机体的活动中接受内、外环境的刺激并做出适宜的反应,这种神经调节过程称反射。执行反射活动的形态学基础是反射弧。反射弧包括五个环节,即感受器→传入(感觉)神经→中枢→传出(运动)神经→效应器(图9-2)。如膝跳反射,其感受器位于髌韧带内,传入神经是股神经的感觉纤维,中枢在脊髓腰段,传出神经沿股神经达股四头肌。

三、神经系统的常用术语

(一)灰质和白质

在中枢神经内,神经元细胞体连同其树突集中的地方,在新鲜标本上色泽灰暗,称为**灰质**(grey matter)。神经元突起集中的地方,在新鲜标本上颜色苍白,称为**白质**(white matter)。位于大、小脑表层的灰质,称为**皮质**(cortex),位于大、小脑深部的白质,称为**髓质**(medulla)。

(二)神经核和神经节

在中枢神经内皮质以外的灰质块,内含功能相同的神经细胞体的集团,称为**神经核**(nucleus)。在中枢神经以外,细胞体聚集的地方,形状略显膨大,称为**神经节**(ganglion),如脑,脊神经节。

(三)纤维束和神经

在中枢白质内,功能相同的神经纤维聚集在一个区域内走行,称为**纤维束**(fasciculus)。在中枢神经以外,神经纤维集成大、小不等的集束,由不同数目的集束再集合成一条**神经**(nerve)。在每条纤维周围、集束以及整个神经的周围,均包有结缔组织被膜。

眼

视交叉

小脑

颈膨大

腰骶膨大

大脑

视神经

脊髓

臂丛

胸神经

腰骶丛

图 9-1　神经系统概观

（四）网状结构

　　在中枢神经内,神经纤维交织成网状,网眼内含有分散的神经元或较小的核团,这些区域称为**网状结构**(reticular formation)。

图 9-2　反射弧

第二节　中枢神经系统

一、脊髓

(一)脊髓的位置与外形

脊髓(spinal cord)位于椎管内。上端在枕骨大孔处与延髓相续连,成人下端达第 1 腰椎体下缘平面(新生儿可达第 3 腰椎下缘平面),全长约 45 cm,占椎管全长的 2/3。

脊髓呈前后稍扁的圆柱形(图 9-3),全长粗细不匀,呈现两个膨大。上方的膨大称**颈膨大**(cervical enlargement),下方的膨大称**腰骶膨大**(lumbosacral enlargement)。脊髓下端迅速变细呈圆锥状,称为**脊髓圆锥**(conus medullaris)。脊髓圆锥向下连结由软脊膜构成的细丝,称**终丝**(filum terminale),在第 2 骶椎水平为硬脊膜包裹,终于尾骨背面。

脊髓表面有 6 条纵沟。即前面的前正中裂,较深;后面的后正中沟,较浅。左、右前外侧沟和左、右后外侧沟。前、后外侧沟自上而下连有 31 对脊神经的前根和后根(图 9-4)。每对脊神经所连的一段脊髓称一个脊髓节段。其中 8 个颈节,12 个胸节,5 个腰节,5 个骶节和 1 个尾节。脊神经的前根由运动纤维组成,后根由感觉纤维组成,每侧的前、后根在椎间孔处合并成脊神经。在合并前的后根处有一膨大,称**脊神经节**(spinal ganglia),为假单极神经元的胞体集聚而成。

图 9-3 脊髓的外形及脊髓节段对应关系

图 9-4 脊髓结构

（二）脊髓节段及其与椎骨的对应关系

由于在胚胎 3 个月后，人体脊柱的生长速度比脊髓快，致使成人脊髓与脊柱的长度不相等，以致脊髓的节段与脊柱的节段并不完全对应。在成人，椎骨与脊髓的对应位置关系是：上颈髓（$C_{1\sim4}$）大致与同序数椎骨相对应；下颈髓（$C_{5\sim8}$）和上胸髓（$T_{1\sim4}$）与同序数椎骨的上一节椎体平对；中胸髓（$T_{5\sim8}$）约与同序数椎骨上方第 2 节椎体平对；下胸髓（$T_{9\sim12}$）约与同序数椎骨上方第 3 节椎体平对；腰髓约平对第 10 至第 12 胸椎范围；骶髓和尾髓约平对第 12 胸椎及第一腰椎。腰、骶、尾部的脊神经前后根在通过相应的椎间孔离开脊柱以前，在椎管内向下行走一段距离形成马尾（cauda equina）。因此，成人椎管内在相当第 1 腰椎以下已无脊髓而只有马尾。为安全起见，临床上常选择第 3、4 或第 4、5 腰椎棘突之间进行蛛网膜下隙穿刺，以引流脑脊液或注射麻醉药物。

临床应用：腰椎穿刺

腰椎穿刺是临床上最常用的诊疗技术，穿刺层次依次是：皮肤、皮下组织、棘上韧带、棘间韧带、黄韧带、硬脊膜、蛛网膜。硬外麻醉是将麻醉药注入硬脊膜外侧的硬膜外隙，抽取脑脊液须进入蛛网膜下隙。穿刺时，病人侧卧硬板床上，头部向前胸尽量屈曲，两手抱膝紧贴胸部，可使棘突间隙增宽，以利穿刺。用左手食指和拇指固定在穿刺点皮肤处，右手的拇指和中指持针，针尖切面向上，穿刺方向与床面平行（即垂直于脊柱方向）。成人进针深度约为 4~6 cm，儿童约为 2~4 cm。当针头穿过韧带时，可感到阻力突然减小，有"落空感"，提示针尖已进入蛛网膜下腔。此时可将针芯慢慢抽出，即可见脑脊液流出。

（三）脊髓的内部结构

从横切面观察脊髓（图 9-5），可见正中央有窄小的**中央管**（central canal），围绕中央管可见 H 形的灰质。每一侧灰质可见向前后方向伸出的**前角**（anterior horn）和**后角**（posterior horn），在胸髓和腰髓（$L_{1\sim3}$）还可见向外伸出细小的**侧角**（lateral horn）。白质借脊髓的纵沟分为三个索。前正中裂与前外侧沟之间为**前索**（anterior funiculus），前、后外侧沟之间为**外侧索**（lateral funiculus），后外侧沟与后正中沟之间为**后索**（Posterior funiculus）。

1. 灰质 脊髓灰质由大量大小形态不同的多极神经元所组成。这些细胞沿脊髓的纵轴排列，形成长度不一的神经柱。

（1）**前角**（anterior horn） 也称前柱，主要由运动神经元组成。

（2）**后角**（posterior horn） 也称后柱，主要由中间神经元组成，接受后根的传入纤维。

（3）**侧角**（lateral horn） 又称侧柱，仅见于胸 1 至腰 3 脊髓节段，是交感神经的低级中枢。在脊髓骶 2~4 节段，相当于侧角位置的部位，神经元组成核团，称为骶副交感核，是副交感神经在脊髓的中枢。

图 9-5　脊髓水平切面

2. 白质　脊髓的白质主要由三个索组成,每个索都由不同的上行或下行的纤维束所构成。在脊髓白质中上下行的纤维数量很多,这些纤维把脊髓内部各节段联系起来。**上行(感觉)纤维束**主要有薄束、楔束和脊髓丘脑束等;**下行(运动)纤维束**主要有皮质脊髓束等。

(1)**薄束**(fasciculus gracilis)和**楔束**(fasciculus cuneatus)　占据白质后索,是同侧后根内侧部纤维的直接延续。薄束成自第5胸髓节以下脊神经节细胞的中枢突,楔束成自第4胸髓节以上的脊神经节细胞的中枢突。薄束和楔束分别止于延髓的薄束核和楔束核。薄束和楔束分别向脑部传导来自下肢和上肢的本体感觉(肌、腱、骨骼、关节的位置觉、运动觉和振动觉)以及精细触觉(如辨别两点距离和物体纹理粗细)。

(2)**脊髓丘脑束**(spinothalamic tract)　位于外侧索前半部和一部分前索白质。脊髓丘脑束起始于灰质后角,纤维在交叉到对侧在前索和外侧索内上行,经脑干,止于背侧丘脑。交叉到外侧索上行的纤维束称脊髓丘脑侧束,其功能是传导痛觉和温度觉冲动;交叉到对侧前索内上行的纤维束称脊髓丘脑前束,其功能是传导粗触觉冲动。

(3)**皮质脊髓束**(corticospinal tract)　是脊髓内最大的下行纤维束。此束起源于大脑皮质,在延髓下部的锥体大部分交叉到对侧脊髓侧索的后部下行,称**皮质脊髓侧束**(lateral corticospinal tract),沿途发出纤维止于同侧脊髓前角运动细胞。在延髓没有交叉的少数皮质脊髓束纤维下行于同侧脊髓前索,称**皮质脊髓前束**(anterior corticospinal tract)。此束一般不超过胸段,其纤维大部分逐节交叉后止于对侧的脊髓前角运动细胞,也有一些纤维不交叉止于同侧的前角运动细胞。皮质脊髓束的主要功能是完成大脑皮质对脊髓的直接控制,控制躯干、四肢骨骼肌的随意运动。

(四)脊髓的功能

1. **传导功能**　脊髓是脑与躯干、四肢感受器和效应器联系的枢纽。脊髓内上、下行纤维束是实现传导功能的重要结构。

2.反射功能　脊髓各节段均能单独或与邻近节段共同构成反射中枢。脊髓的反射功能,是对来自内、外刺激所产生的不随意性反应,如膝跳反射、屈肌反射等。脊髓内还有内脏反射的低级中枢,如排便、排尿反射中枢等,当脊髓受损时可引起排尿、排便等功能的障碍。

二、脑

脑(brain,encephalon)位于颅腔内,由端脑、间脑、脑干(包括中脑、脑桥、延髓)及小脑组成(图9-6,图9-7)。脑内的腔隙构成脑室系统。

图9-6　脑的正中矢状面

(一)脑干

脑干(brain stem)自下而上由延髓、脑桥和中脑三部分组成。延髓在枕骨大孔处下接脊髓,中脑向上与间脑相接,脑桥和延髓的背面与小脑相连。

1.脑干的外形

(1)腹侧面　延髓腹侧面形似倒置的锥体(图9-8),长约3 cm,前靠枕骨基底部,后上方为小脑,下在枕骨大孔处与脊髓相接。延髓上端与脑桥在腹面以横行的**延髓脑桥沟**(bulbopontine sulcus)分界。脊髓表面的纵行沟裂向上延续到延髓。在延髓腹面,前正中裂两侧有隆起的**锥体**(pyramid),主要由皮质脊髓束纤维聚成。在延髓和脊髓交界处,组成锥体的纤维束大部交叉,在外形上可以看到**锥体交叉**(decussation of pyramid)。锥体的外侧有卵圆形隆起的**橄榄**(olive)。橄榄和锥体之间的前外侧沟中有舌下神经根出脑。在橄榄的后方,自上而下可见舌咽、迷走和副神经的根。

嗅三角　　　　嗅球
乳头体　　　　嗅束
大脑脚　　　　视神经
　　　　　　　垂体
脑桥　　　　　灰结节
三叉神经　　　动眼神经
面神经　　　　滑车神经
前庭蜗神经　　展神经
舌咽神经　　　迷走神经
副神经　　　　舌下神经
橄榄　　　　　锥体
小脑　　　　　延髓

图9-7　脑的底面

　　脑桥腹面宽阔膨隆,称脑桥基底部。基底部正中有纵行的**基底沟**(basilar sulcus),容纳基底动脉。基底部向两侧延伸的巨大纤维束称**脑桥臂**(小脑中脚),在移行处有粗大的三叉神经根出入。脑桥的下缘借延髓脑桥沟与延髓分界。沟中自内侧向外侧分别有展神经、面神经和前庭蜗神经根出入。

　　中脑腹面有一对粗大的圆柱状隆起,称**大脑脚**(crus cerebri),由大量来自大脑皮质的下行纤维束组成。大脑脚底之间的深凹为**脚间窝**(interpeduncular fossa),有动眼神经根出脑。

　　(2)**背侧面**　延髓下部形似脊髓(图9-9),上部中央管敞开为第四脑室,构成菱形窝的下部。在延髓背面下部,脊髓的薄、楔束向上延伸,分别扩展为膨隆的**薄束结节**(gracile tubercle)和**楔束结节**(cuneate tubercle),其深面有薄束核和楔束核,它们是薄、楔束终止的核团。在楔束结节的外上方有隆起的**小脑下脚**(inferior cerebellar peduncle),由进入小脑的神经纤维构成,并成为第四脑室侧界的一部分。

　　脑桥的背面形成第四脑室底的上半,此处室底的外侧壁为左右**小脑上脚**(superior cerebellar peduncle)。中脑背面有4个圆形突起,上一对为**上丘**(superior colliculus),是视觉反射中枢;下一对为**下丘**(inferior colliculus),是听觉反射中枢。二者分别连于间脑的外侧膝状体和内侧膝状体。下丘的下部连有滑车神经根,是唯一从脑干背面发出的脑神经。

视神经
视束
大脑脚
滑车神经
脑桥
展神经
面神经
前庭蜗神经
舌下神经
锥体交叉
前正中裂

嗅束
视交叉
动脉神经
三叉神经
基底沟
锥体
橄榄
舌咽神经
迷走神经
副神经

图 9-8　脑干的外形(腹面)

菱形窝(rhomboid fossa)构成第四脑室的底,呈菱形,下界为两侧的薄束结节、楔束结节和小脑下脚,上界为两侧的小脑上脚。窝的侧角处为第四脑室的外侧隐窝。由外侧隐窝横向中线的数条白色的神经纤维称为**髓纹**(stria medullares),常作为延髓和脑桥在背面的分界线。在窝的正中有纵贯全窝的**正中沟**(median sulcus),将菱形窝分为对称的两半。

图9-9　脑干的外形(背面)

2. 脑干的内部结构　脑干的内部结构主要包括脑神经核、非脑神经核,上、下行纤维束和网状结构。

(1)**脑神经核**　脑神经核是脑干灰质的一部分,发出或接受除嗅神经、视神经外的脑神经纤维,主要有4种性质的脑神经核,即躯体运动核、内脏运动核、躯体感觉核和内脏感觉核(图9-10)。

躯体运动核由8对核团组成。①**动眼神经核**:位于中脑上丘平面,由此核发出的纤维参与组成动眼神经。②**滑车神经核**:位于中脑下丘平面。发出纤维组成滑车神经。③**三叉神经运动核**:位于脑桥中部展神经核的外上方,由此核发出的纤维出脑后加入下颌神经。④**展神经核**:位于脑桥中下部,此核发出的纤维组成展神经。⑤**面神经核**:位于脑桥中下部,由此核发出的纤维参与组成面神经。⑥**疑核**:位于延髓上部的网状结构中。从此核发出的纤维加入舌咽神经、迷走神经、副神经。⑦**副神经核**:位于躯体运动柱的最尾端,发出的纤维并入迷走神经、副神经。⑧**舌下神经核**:位于延髓上部,发出的纤维组成舌下神经。

动眼神经副核

动脉神经核

三叉神经
中脑核

滑车神经核

三叉神经
脑桥核

三叉神经运动核

展神经核

面神经核

前庭神经核
蜗神经核

上泌涎核

下泌涎核

孤束核

疑核

迷走神经背核

舌下神经核

三叉神经脊束核

一般躯体
运动核　一般躯体
感觉核　一般内脏
运动核　内脏感觉核　特殊内脏
运动核　特殊躯体
感觉核

图 9-10　脑神经核在脑干的投影(背面)

　　内脏运动核位于躯体运动柱的外侧,由 4 对核团组成。①**动眼神经副核**:位于动眼神经核上端的背内侧。由此核发出的纤维行于动眼神经内。②**上泌涎核**:位于脑桥下部的网状结构中。由此核发出的纤维进入面神经。③**下泌涎核**:位于延髓上部的网状结构。由此核发出的纤维进入舌咽神经。④**迷走神经背核**:位于迷走神经三角深面,由此核发出的纤维加入迷走神经。

　　内脏感觉核由单一的孤束核构成,是一般和特殊(味觉)内脏感觉纤维的终止核,面神经、舌咽神经和迷走神经中的内脏感觉纤维进入延髓后下行,组成孤束(solitary tract),止于**孤束核**。

　　躯体感觉核位于内脏感觉核的腹外侧,由 5 对核团构成。①**三叉神经中脑核**:位于中脑。②**三叉神经脑桥核**:在脑桥中部。③**三叉神经脊束核**:与三叉神经脑桥核相续。三叉神经脑桥核与头面部的触觉传递有关,而三叉神经脊束核,与头面部痛觉和温度觉的传导有关。④**蜗神经核**:接受蜗神经的传入纤维。⑤**前庭神经核**:接受前庭神经的传入纤维,传导平衡觉的纤维。

　　(2)**非脑神经核**　是脑干灰质的另一部分。**薄束核**(gracile nucleus)与**楔束核**

（cuneate nucleus）分别位于延髓中下部背侧的薄束结节和楔束结节的深方，接受来自薄束和楔束的神经冲动。由此二核发出的纤维呈弓形走向中央管的腹侧，在中线上左右交叉，称为内侧丘系交叉，交叉后的纤维在中线两侧折向上行，形成内侧丘系。红核（red nucleus）位于中脑上丘平面的被盖部，圆柱状，横切面上呈一对边界明显的圆核团。**黑质**（substantia nigra）位于中脑被盖和大脑脚底间的板状灰质，延伸于中脑全长。

（3）**纤维束**　脑干内部有上行纤维束和下行纤维束。

上行纤维束有内侧丘系、外侧丘系、脊髓丘系和三叉丘系。①**内侧丘系**（medial lemniscus），由薄束核及楔束核发出的纤维在中央管腹侧交叉后上行而构成。内侧丘系继续上行进入间脑后止于背侧丘脑的腹后外侧核。传导对侧躯干及四肢的本体感觉和精细触觉。②**脊髓丘系**（spinal lemniscus），由脊髓丘脑束进入脑干后，与一些从脊髓投向上行的纤维（功能与脊髓丘脑束相同）合在一起而构成。脊髓丘系行于延髓的外侧区，进入间脑后，止于背侧丘脑腹后外侧核。传导对侧躯干及四肢的痛、温和触觉。③**三叉丘系**（trigeminal lemniscus），由三叉神经脊束核和三叉神经脑桥核发出上行纤维交叉至对侧组成，行于内侧丘系的外方，止于背侧丘脑腹后内侧核。④**外侧丘系**（lateral lemniscus），由蜗神经核发出的纤维，在脑桥相互交叉至对侧上行，称外侧丘系，止于间脑的内侧膝状体，传导听觉信息。

下行纤维束有锥体系和锥体外系。**锥体系**（pyramidal tract）由起自大脑皮质额叶皮质的下行纤维束组成，经端脑内囊到达脑干，行于中脑的大脑脚底，进入脑桥基底部后继续下行入延髓锥体。锥体系包括皮质脊髓束和皮质核束（皮质脑干束），**皮质脊髓束**（corticospinal tract）经内囊后肢下行至延髓下端时，绝大部分纤维交叉至对侧，形成锥体交叉，交叉后的纤维组成皮质脊髓侧束，下降于对侧脊髓侧索内。小部分未交叉的纤维形成皮质脊髓前束，行于脊髓前索内。**皮质核束**（corticonuclear tract）经内囊膝部下行至中脑的大脑脚底，大多数终止于两侧的脑神经运动核，但面神经核的下半（分布到眼裂以下的面肌）和舌下神经核仅接受对侧的皮质核束支配。

（4）**脑干网状结构**　在脑干内，由纵横交错成网状的神经纤维和散在其中的大小不等的神经细胞团块构成网状结构，能使大脑皮质处于清醒状态，还对肌的运动和肌紧张起抑制或易化作用。此外，网状结构内的某些核团构成生命中枢。

临床应用：脑干损伤

脑干损伤是指中脑、脑桥和延髓的损伤，是一种严重的颅脑损伤。损伤后出现的症状有：①意识障碍：轻者对痛刺激可有反应，重者昏迷程度深，一切反射消失。②瞳孔和眼运动改变：如两侧瞳孔不等大，对光反应消失，眼球倾斜或固定等。③去皮质强直：表现为伸肌张力增高，头部后仰呈角弓反张状。④锥体束征：是脑干损伤的重要体征之一，包括肢体瘫痪、肌张力增高，腱反射亢进和病理反射出现等。⑤生命体征变化：可出现呼吸功能紊乱和心血管功能紊乱，严重时发生呼吸、心跳停止，病人死亡。

（二）小脑

小脑（cerebellum）位于颅后窝，其上面平坦，贴近由硬脑膜形成的小脑幕；下面的中部凹陷，两侧呈半球形隆起，凸面依托在颅后窝底。小脑在前方借三对小脑脚与脑干背面相连接。

1. **小脑的外形**　小脑两侧膨隆为**小脑半球**（cerebellar hemisphere）（图 9-11，图9-12），中间狭窄部为**小脑蚓**（vermis）。小脑表面有许多平行浅沟，将小脑分成若干部分。小脑半球下面靠近枕骨大孔附近的突起部分为**小脑扁桃体**（tonsil of cerebellum），当颅内压增高时，可能被挤压而嵌入枕骨大孔，成为小脑扁桃体疝，可压迫延髓危及生命。

中央小叶　山顶　山坡　蚓叶

方形小叶前部　原裂　方形小叶后部　上半月小叶　水平裂　下半月小叶

图 9-11　小脑外形上面观

小脑上脚　小脑中脚　绒球　小脑扁桃体

前髓帆　小结　蚓垂

图 9-12　小脑外形下面观

2. **小脑的分叶**　根据小脑的发生、功能和纤维联系，将小脑分为三叶。

（1）**绒球小结叶**（flocculonodular lobe）　位于小脑下面的最前部，包括小脑蚓前端的小结和绒球。是进化上出现最早的部分，又称为**原（古）小脑**（archicerebellum），与维持身体平衡机能有关。

（2）**前叶**（anterior lobe）　在小脑上面前、中 1/3 之间的深裂为原裂，原裂前方的部分称为前叶。前叶在进化上出现晚于原小脑，故又称为**旧小脑**（paleocerebellum）。此叶主要接受脊髓小脑前、后束的纤维，与肌张力的调节机能有关。

（3）**后叶**（posterior lobe）　位于原裂之后的小脑其余部分，称为后叶。此叶在进化上出现最晚，又称为**新小脑**（neocerebellum），与肌群的协调功能有关。

3. **小脑的内部结构**　小脑的灰质大部分集中在表面称小脑皮质，小脑白质在深面称小脑髓体。髓体中有灰质团块称小脑核。

（1）**小脑皮质**（cerebellar cortex） 主要由神经元胞体构成。

（2）**小脑髓体** 由出入小脑的纤维构成，有三对小脑脚：①小脑下脚，主要是由脊髓和延髓进入小脑的纤维和小脑传出至延髓和脊髓的纤维组成。②小脑中脚，是由脑桥核发出的纤维组成，它交叉到对侧，组成小脑中脚，进入小脑。③小脑上脚，主要是由起自小脑齿状核的传出纤维组成，上行至中脑。

（3）**小脑核**（cerebellar nuclei） 深埋于白质内，有四对：①**顶核**（fastigial nucleus），为成对的圆形小核，属原小脑。②**齿状核**（dentate nucleus），为小脑核中最大者，左右各一，属新小脑。③**球状核**（globose nucleus）。④**栓状核**（emboliform nucleus）均细小，属旧小脑。

4.小脑的功能 小脑是重要的运动调节中枢。古小脑的机能是维持身体的平衡，损伤后病人平衡失调，站立时身体摇摆不稳，步履蹒跚。旧小脑的功能是调节肌的张力，损伤后病人肌张力降低。新小脑的功能主要是协调骨骼肌的随意运动。新小脑损伤主要表现是共济失调，交替运动不能，动作分裂等。

5.第四脑室 第四脑室（fourth ventricle）位于脑桥、延髓和小脑之间。前部由小脑的上脚及上髓帆组成，后部由下髓帆和第四脑室脉络组织形成。第四脑室内含脑脊液和脉络丛。室管膜上皮及含有丰富血管的软脑膜共同组成脉络组织，脉络组织的部分血管反复分支成丛，与软脑膜和室管膜上皮突入第四脑室，形成第四脑室脉络丛。第四脑室经**正中孔**（median aperture）和两**外侧孔**（lateral aperture）通蛛网膜下隙（图9-13）。

图9-13 第四脑室脉络组织

(三)间脑

间脑(diencephalon)位于中脑和大脑半球之间(图9-14),连接两侧大脑半球和中脑。间脑可分为背侧丘脑(丘脑)、上丘脑、后丘脑、下丘脑和底丘脑。

大脑皮质	大脑髓质
胼胝体	侧脑室
透明隔	尾状核
穹窿	豆状核
背侧丘脑	内囊
红核	第三脑室
黑质	视束
锥体束	脑桥
小脑	延髓

图9-14　脑冠状切面

1. **背侧丘脑**(dorsal thalamus)　又称丘脑。

(1)**外形**　由两个卵圆形的灰质团块借丘脑间黏合(中间块)连接而成,其前端的突出部为丘脑前结节,后端膨大称丘脑枕。

(2)**内部结构**　丘脑被"Y"形的白质纤维板,即**内髓板**(internal medullary lamina)分为前核、内侧核和外侧核3部分。其中外侧核又可分为背、腹两层,腹层由前向后分**为腹前核**(ventral anterior nucleus)、**腹中间核**(ventral intermediate nucleus)(又称腹外侧核)和**腹后核**(ventral posterior nucleus)。腹后核又分为**腹后内侧核**(ventral posteromedial nucleus)和**腹后外侧核**(ventral posterolateral mucleus)。

2. **上丘脑**(epithalamus)　位于第三脑室顶部周围,由松果体等构成。

3. **后丘脑**(metathalamus)　位于丘脑的后下方,包括内侧、外侧膝状体。**内侧膝状体**(medial geniculate body)接受下丘来的听觉纤维,**外侧膝状体**(lateral geniculate body)接受视束的传入纤维。

4. **底丘脑**(subthalamus)　位于间脑和中脑被盖的过渡区,内含丘脑底核及部分黑质、红核,与纹状体有密切联系,属锥体外系的重要结构。

5. **下丘脑**(hypothalamus)　位于背侧丘脑的下方(图9-15),构成第三脑室的下壁和侧壁的下部。第三脑室下壁的结构由前向后是**视交叉**（optic chiasma）、**灰结节**（tuberculum cinereum）和**乳头体**（mammillary body）。

图 9-15　下丘脑

（1）**下丘脑的核团**　下丘脑内的主要核团有**室旁核**（paraventricular nucleus）和**视上核**（supraoptic nucleus），能分泌加压素和催产素。从两核发出的纤维终于垂体后叶。

（2）**下丘脑的功能**　下丘脑是调节内脏活动的皮质下中枢；也是调节内分泌的皮质下中枢。在机体内，对体温、摄食、水盐代谢和平衡、内分泌等的调节主要依靠下丘脑，同时下丘脑也参与情绪反应活动。

6. 第三脑室（third ventricle）　是位于两侧背侧丘脑和下丘脑之间的狭窄腔隙。第三脑室前方借左、右室间孔通向两侧大脑半球内的侧脑室，后下方连通中脑水管。

（四）端脑

端脑（telencephalon）是脑的最高级部位，由左、右大脑半球借胼胝体连接而成，胼胝体的上方为大脑纵裂，分隔左、右大脑半球。

1. 端脑的外形和分叶　**大脑半球**（cerebral hemisphere）（图 9-16，图 9-17）可分为 3 面 3 极，即隆凸的上外侧面、平直的内侧面和凹凸不平的下面；前端突出的部分为额极，后端突出的部分为枕极，在外侧面，向前、下突出的部分为颞极。

半球表面有许多深浅不等的沟，沟与沟之间的隆起，称为**脑回**（gyrus）重要的沟有：①**外侧沟**（lateral sulcus），位于半球上外侧面，是由前下行向后上的深沟。②**中央沟**（central sulcus），位于上外侧面。由半球上缘中点稍后起始，行向前下。③**顶枕沟**（parietooccipital sulcus），位于内侧面，起自中央沟上端与枕极连线的中点，行向下前，与距状沟相连。

大脑半球借上述三沟，分为五叶：**额叶**是中央沟以前、外侧沟以上的部分，位于颅前窝内。**枕叶**是顶枕沟以后的部分，位于小脑上方。**顶叶**是中央沟与顶枕沟之间，外侧沟以上的部分，位于顶骨深面。**颞叶**是外侧沟以下的部分，位于颅中窝内，外侧沟深部。

图 9-16 大脑半球(外侧面)

左侧标注（从上到下）：中央前回、中央沟、中央后回、中央后沟、顶上小叶、缘上回、角回、顶枕沟

右侧标注（从上到下）：中央前沟、额上回、额上沟、额中回、额下沟、额下回、外侧裂、颞上回、颞上沟、颞中回、颞下沟、颞下回

图 9-17 大脑半球(内侧面)

左侧标注（从上到下）：额上回、扣带回、扣带沟、胼胝体干、透明隔、胼胝体膝、穹隆、胼胝体嘴、前连合、钩、侧副沟

右侧标注（从上到下）：中央旁小叶、胼胝体沟、丘脑间粘合、顶枕沟、胼胝体压部、松果体、距状沟、海马沟、海马旁回

(1)大脑半球背外侧面的主要沟回 ①**额叶**(frontal lobe),在额叶的后份,有与中央沟相平行的中央前沟。从中央前沟的上份和下份,各向前伸出一沟,分别称为额上沟和额下沟。上述各沟将额叶分为以下的脑回:中央沟与中央前沟之间的**中央前回**(precentral gyrus);额上沟以上的额上回;额上、下沟之间为额中回;额下沟以下为额下回。②**顶叶**(parietal lobe),顶叶前份,与中央沟平行的沟,为中央后沟,此沟中份有伸向后的沟,为顶间沟。中央沟与中央后沟之间为**中央后回**(Postcentral gyrus),顶间沟以上为

顶上小叶、以下为顶下小叶。后者又分为围绕外侧沟末端的缘上回和围绕颞上沟末端的角回。③**颞叶**(temporal lobe),有两条与外侧沟相平行的沟,即颞上沟和颞下沟。自外侧沟至颞下沟下方,由上而下依次为颞上回、颞中回、颞下回。自颞上回转入外侧沟的部分有两条横行的大脑回,称为颞横回。④**枕叶**(occipital lobe),最小,在外侧面有一些不规则的沟回。⑤**岛叶**(insular lobe),呈锥体状,位于外侧沟的底,被额、顶、颞三叶覆盖,并借环状沟与额、顶、颞叶分隔。

(2)**大脑半球内侧面主要沟回** 在半球的内侧面,自中央前、后回背外侧面延伸到内侧面的部分为**中央旁小叶**(paracentral lobule)。中部有前、后方向,略呈弓形的胼胝体。在胼胝体后下方,有呈弓形的**距状沟**(calcarine sulcus)向后至枕叶后端,此沟中部与顶枕沟相连。距状沟与顶枕沟之间称**楔叶**(cuneus),距状沟下方为**舌回**(lingual gyrus)。在胼胝体背面有胼胝体沟,此沟绕过胼胝体后方,向前移行于海马沟。在胼胝体沟上方,有与之平行的扣带沟,此沟末端转向背方,称边缘支。扣带沟与胼胝体沟之间为**扣带回**(cingulate gyrus)。

(3)**大脑半球底面** 在半球底面,额叶内有纵行的嗅束,其前端膨大为嗅球,后者与嗅神经相连。颞叶下方有与半球下缘平行的枕颞沟,在此沟内侧并与之平行的为侧副沟,侧副沟的内侧为**海马旁回**(parahippocampal gyrus)(又称海马回),后者的前端弯曲,称**钩**(uncus)。

2.**大脑皮质的功能定位** 大脑皮质(cerebral cortex)是中枢神经系发育最复杂和最完善的部位,是运动、感觉的最高中枢和语言、意识思维的物质基础。

随着大脑皮质的发育和分化,不同的皮质区具有不同的功能,这些具有一定功能的脑区称为中枢。不同的功能相对集中在某些特定的皮质区,为皮质功能定位(图9-18)。

图9-18 大脑皮质功能定位

(1)**第Ⅰ躯体运动区**(first somatic motor area) 位于中央前回和中央旁小叶前部。身体各部在此区的投影特点为:①上下颠倒,但头部是正的。中央前回最上部和中央旁小叶前部与下肢运动有关,中部与躯干和上肢的运动有关,下部与面、舌、咽、喉的运动有关。②左右交叉,即一侧运动区支配对侧肢体的运动。但一些与联合运动有关的肌则受两侧运动区的支配,故在一侧运动区受损后这些肌不出现瘫痪。③身体各部投影区的大小与各部形体大小无关,而取决于功能的重要性和复杂程度(图9-19)。

图9-19　人体各部在第Ⅰ躯体运动区的定位

（2）**第Ⅰ躯体感觉区**（first somatosensory area）　位于中央后回和中央旁小叶后部,接受背侧丘脑腹后核传来的对侧半身痛、温、触、压以及位置觉和运动觉。身体各部在此区的投射特点是:①上下颠倒,但头部也是正的。中央旁小叶的后部与足、小腿和会阴部的感觉有关,中央后回的最下方与头面部感觉有关。②左右交叉,一侧躯体感觉区管理对侧半身的感觉。③身体各部在该区投射范围的大小也与形体的大小无关,而取决于该部感觉的敏感程度(图9-20)。

（3）**视觉区**（visual area）　位于枕叶内侧面距状沟两侧的皮质。损伤一侧视区,可引起双眼对侧半视野向对侧同向性偏盲。

（4）**听觉区**（auditory area）　位于大脑外侧沟下壁的颞横回上。每侧听区接受自内侧膝状体传来的两耳听觉冲动。因此,一侧听区受损,不致引起全聋。

（5）**语言中枢**　语言区域是人类大脑皮质所特有的,语言区域多在左侧。①**视觉性语言中枢**,位于角回。若此中枢受损伤,病人视觉虽然完好但不能阅读书报,临床上叫作失读症。②**听觉性语言中枢**,位于缘上回。若此中枢受到损伤,病人能听到别人谈话,但不能理解谈话的意思。故称感觉性失语症。③**运动性语言中枢**,在额下回后部。当其损

图9-20 人体各部在第Ⅰ躯体感觉区的定位

伤后,患者将失去说话能力,但与发音说话有关的肌及结构并不瘫痪和异常。临床上称此为运动性失语症。④**书写中枢**,在额中回的后部。若受损,患者其他的运动功能仍然存在,但写字绘画等精细运动发生障碍,称为失写症。

3.**端脑的内部结构** 大脑半球表面被灰质覆盖,称大脑皮质。深面有大脑的白质,在端脑底部的白质中有基底核,端脑内的腔为侧脑室。

(1)**侧脑室**(lateral ventricle) 位于半球内,左、右各一,形状不规则,可分为中央部、前角、后角和下角4部(图9-21)。顶为胼胝体;内侧壁为透明隔。

侧脑室中央部向前延伸达室间孔平面,并在此续连伸入额叶的前角。中央部向后延伸至胼胝体压部,向后移行为下角和后角。从中央部后端绕背侧丘脑转向下前,成为伸入颞叶的下角,其前端几达颞极;从中央部(后端)向后伸入枕叶的部分为后角。下角底内侧分有隆起的海马,是海马旁回卷入侧脑室的部分。

尾状核头

尾状核体

终纹

背侧丘脑

侧脑室后角

侧脑室前角

胼胝体

海马

侧脑室下角

侧脑室脉络丛

侧副三角

图9-21 侧脑室

（2）**基底核**（basal nuclei） 位于白质内，靠近大脑半球底部（图9-22），包括尾状核、豆状核、杏仁体和屏状核（图9-23），尾状核和豆状核又合称纹状体（corpus striatum）。①**尾状核**（caudate nucleus），呈"C"形弯曲的蝌蚪状，分头、体、尾3部，围绕豆状核和丘脑，伸延于侧脑室前角、中央部和下角。②**豆状核**（lentiform nucleus）位于岛叶深部，在水平切面和额状切面上均呈尖向内侧的楔形，外侧部称壳（putamen）；内侧称苍白球（globus pallidus）。尾状核头部与豆状核之间借灰质条索相连，外观呈条纹状，故两者合称纹状体，其功能是维持骨骼肌的紧张度，使骨骼肌的运动协调。③**杏仁体**（amygdaloid body）位于海马旁回深面，连于尾状核的尾部。④**屏状核**（claustrum）为岛叶与豆状核之间的一薄层灰质，屏状核与豆状核之间的白质称外囊。

（3）**髓（白）质** 大脑半球髓（白）质由大量的神经纤维组成，主要包括联络纤维、连合纤维和投射纤维。

联络纤维（association fibers）：是联系同侧半球内各部皮质的纤维，有弓状纤维、钩束、上纵束、下纵束等。

连合纤维（commissural fibers）：是连接左、右大脑半球皮质的纤维，包括胼胝体、前连合和穹隆连合。①**胼胝体**（corpus callosum）为强大的白质纤维板，连接两侧半球广大区域的相应部位，纤维向前、后和两侧放射，联系两半球的额、枕、顶、颞叶。②**前连合**（anterior commissure）位于穹隆的前方，呈"X"形，连接左、右嗅球和两侧颞叶。③**穹隆**（fornix）和**穹隆连合**（fornical commissure），穹隆是由海马至下丘脑乳头体的弓形纤维束，两侧穹隆经胼胝体的下方前行并互相靠近，其中一部分纤维越至对边，连接对侧的海马，称穹隆连合。

图 9-22　大脑水平切面

图 9-23　基底核和背侧丘脑示意图(示内囊位置)

投射纤维(projection fiber)：是联系大脑皮质与下位中枢的纤维，包括下行的运动纤维和上行的感觉纤维，这些纤维共同组成一个尖朝下的扇形纤维束板，通过基底核与背侧丘脑之间构成内囊。**内囊**(internal capsule)为一厚的白质板，位于内侧的尾状核、背侧丘脑与外侧的豆状核之间(图 9-24)。在半球水平切面上，内囊呈开口向外侧的" ＞ ＜ "形折线。

图 9-24　内囊

内囊分为 3 部：①**内囊前肢**（anterior limb）较短，位于豆状核与尾状核之间；②**内囊后肢**（posterior limb）较长，位于豆状核与背侧丘脑之间；③**内囊膝**（genu），位于前后肢相交处。

通过内囊各部的主要纤维束有：①通过内囊膝的是皮质核束；②通过后肢的为皮质脊髓束、丘脑中央辐射（来自丘脑腹后核的躯体感觉纤维）、视辐射（来自外侧膝状体的视觉纤维）和听辐射（来自内侧膝状体的听觉纤维）。内囊后肢受到损害时，可出现"三偏体征"，即对侧身体的感觉丧失（偏身感觉丧失）；对侧肢体运动丧失（偏瘫）；双眼出现对半视野偏盲。

4. 边缘系统　边缘系统（limbic system）在大脑半球内侧面，扣带回、海马旁回、海马等脑回共同组成**边缘叶**（limbic lobe）。边缘叶加上与它联系密切的皮质和皮质下结构如杏仁体、下丘脑等，共同组成边缘系统。由于它与内脏联系密切，故又称内脏脑。边缘系统是脑的古老部分，管理内脏活动、情绪反应和性活动等。近年还发现边缘系统与记忆，特别是近期记忆有关。

三、脑和脊髓的被膜、血管及脑脊液循环

（一）脑和脊髓的被膜

脑和脊髓的表面包有三层被膜，由外向内依次为硬膜、蛛网膜和软膜，有支持、保护脑和脊髓的作用。

1. **硬膜** 包括硬脊膜和硬脑膜。

（1）**硬脊膜**（spinal dura mater） 由致密结缔组织构成，厚而坚韧，包裹着脊髓（图9-25）。上端附于枕骨大孔边缘，与硬脑膜相延续；下部在第2骶椎水平逐渐变细，包裹马尾；末端附于尾骨。硬脊膜与椎管内面的骨膜之间的疏松间隙称**硬膜外隙**（epidural space），临床上进行硬膜外麻醉，就是将药物注入此隙，以阻滞脊神经根内的神经传导。

脊髓

蛛网膜

软脊膜

硬脊膜

图9-25 脊髓的被膜

（2）**硬脑膜**（cerebral dura mater） 坚韧而有光泽，由两层合成（图9-26），外层兼具颅骨内骨膜的作用，内层较外层坚厚，两层之间有丰富的血管和神经。硬脑膜与颅盖骨连接疏松，易于分离，当硬脑膜血管损伤时，可在硬脑膜与颅骨之间形成硬膜外血肿。硬脑膜在颅底处则与颅骨结合紧密，故颅底骨折时，易将硬脑膜与脑蛛网膜同时撕裂，使脑脊液外漏。硬脑膜其内层褶叠形成若干板状突起，深入脑各部之间形成的特殊结构有：

大脑镰（cerebral falx）：呈镰刀形，伸入两侧大脑半球之间，后端连于小脑幕的上面，下缘游离于胼胝体上方。

小脑幕（tentorium of cerebellum）：形似幕帐，伸入大脑和小脑之间。后外侧缘附于枕骨和颞骨岩部上缘，前内缘游离形成幕切迹。切迹与鞍背形成一环形孔称小脑幕裂孔，内有中脑通过。小脑幕将颅腔不完全地分隔成上下两部。当上部颅脑病变引起颅内压增高时，位于小脑幕切迹上方的海马旁回和钩可能被挤入小脑幕切迹，形成小脑幕切迹疝而压迫大脑脚和动眼神经。

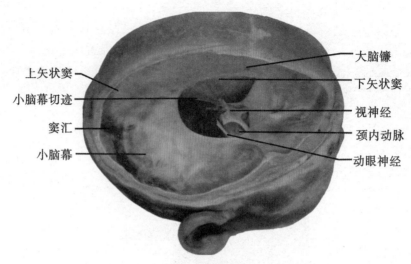

图 9-26　硬脑膜

　　硬脑膜窦(dural sinuses)：硬脑膜在某些部位两层分开,内面衬以内皮细胞,构成硬脑膜窦。窦内含静脉血,窦壁无平滑肌,不能收缩,故损伤时出血难止,容易形成颅内血肿。主要的硬脑膜窦有：①**上矢状窦**(superior sagital sinus)位于大脑镰的上缘,前方起自盲孔,向后流入窦汇。②**下矢状窦**(inferior sagital sinus)位于大脑镰下缘,其走向与上矢状窦一致,向后汇入直窦。③**直窦**(straight sinus)位于大脑镰与小脑幕连接处,由大脑大静脉和下矢状窦汇合而成,向后通**窦汇**(confluence of sinuses)。窦汇由左右横窦、上矢状窦及直窦在枕内隆凸处共同汇合而成。④**横窦**(transverse sinus)成对,位于小脑幕后外侧缘附着处的枕骨横沟内,连于窦汇与乙状窦之间。⑤**乙状窦** sigmoid sinus 成对,位于乙状沟内,是横窦的延续,向前内于颈静脉孔处出颅续为颈内静脉。⑥**海绵窦**(cavernous sinus)位于蝶鞍两侧,为硬脑膜两层间的不规则腔隙,形似海绵,两侧海绵窦借横支相连。

　　硬脑膜窦内血液流注关系如下：

　　2.**蛛网膜**(spinal arachnoid mater)　为半透明的薄膜,位于硬膜与软膜之间,脑蛛网膜与脊髓蛛网膜相延续。蛛网膜与软膜之间有较宽阔的间隙称**蛛网膜下隙**(subarachnoid space),两层间有许多结缔组织小梁相连,隙内充满的脑脊液。蛛网膜下隙在某些部位扩大称**蛛网膜下池**(subarachnoid cisterns)。在颅腔内,较重要的蛛网膜下池为**小脑延髓池**(cerebellomedullary cistern),位于小脑与延髓背面之间,临床上可在此进行穿刺,抽取脑脊液进行检查。蛛网膜下隙的下部,自脊髓下端至第2骶椎水平扩大,称为**终池**(terminal cistern),内有马尾。因此临床上常在第3、4或第4、5腰椎间进行腰椎穿刺,以抽取脑脊液或注入药物而不伤及脊髓。蛛网膜靠近硬脑膜,特别是在上矢状窦处形成许多绒毛状突起,突入上矢状窦内,称**蛛网膜粒**(arachnoid granulations)。脑脊液经这些蛛网膜粒渗入硬脑膜窦内,回流入静脉。

3. **软膜** 薄而富有血管,紧贴脑和脊髓表面,并延伸至脑和脊髓的沟裂中,按位置分为软脑膜和软脊膜。在脑室的一定部位,软脑膜及其血管与该部位的室管膜上皮共同构成脉络组织,某些部位,脉络组织的血管反复分支成丛,连同其表面的软脑膜和室管膜上皮一起突入脑室,形成脉络丛,是产生脑脊液的主要结构。软脊膜在脊髓下端移行为终丝。

(二)脑和脊髓的血管

1. **脑的血管**

(1)**脑的动脉** 来源于颈内动脉和椎动脉。以顶枕沟为界,大脑半球的前2/3和部分间脑由颈内动脉分支供应,大脑半球后1/3及部分间脑、脑干和小脑由椎动脉供应(图9-27)。

前交通动脉
后交通静脉
小脑上动脉
小脑下后动脉

大脑前动脉
颈内动脉
大脑中动脉
大脑后动脉
基底动脉
小脑下前动脉

图9-27 脑底面的动脉

颈内动脉(internal carotid artery):起自颈总动脉,自颈部向上至颅底,经颞骨岩部的颈动脉管进入颅内,颈内动脉在穿出海绵窦处发出眼动脉,然后在视交叉的外侧分为大脑前动脉和大脑中动脉等分支(图9-28,图9-29)。①**大脑前动脉**(anterior cerebral artery)在视神经上方向前内行,进入大脑纵裂。皮质支分布于顶枕沟以前的半球内侧面、额叶底面的一部分和额、顶两叶上外侧面的上部;中央支自大脑前动脉的近侧段发出,经前穿质入脑实质,供应尾状核、豆状核前部和内囊前肢。②**大脑中动脉**(middle cerebral artery)可视为颈内动脉的直接延续,向外行进入外侧沟内,分为数支皮质支,营养大脑半球上外侧面的大部分和岛叶,大脑中动脉发出一些细小的中央支,垂直向上进入脑实质,营养尾状核、豆状核、内囊膝和后肢的前部。在高血压动脉硬化时容易破裂(故又名出血动脉)而导致脑溢血,出现严重的功能障碍。③**后交通动脉**(posterior communicating artery)在视束下面行向后,与大脑后动脉吻合,是颈内动脉系与椎-基底动脉系的吻合支。

图 9-28　大脑半球外侧面的动脉分布

顶后动脉
小脑上动脉
颞叶后动脉

中央后沟动脉
中央沟动脉
中央前沟动脉
颞叶中动脉

图 9-29　大脑半球内侧面的动脉分布

额叶后内侧支
额叶中内侧支
额叶前内侧支
大脑前动脉
大脑中动脉

旁中央动脉
楔前动脉
大脑后动脉

椎动脉(vertebral artery):起自锁骨下动脉,穿第 6 至第 1 颈椎横突孔,经枕骨大孔进入颅腔,在脑桥与延髓交界处,左、右椎动脉合成一条**基底动脉**(basilar artery),后者沿脑桥腹侧的基底沟上行,至脑桥上缘分为左、右大脑后动脉两大终支。**大脑后动脉**(posterior cerebral artery),是基底动脉的终末分支。皮质支分布于颞叶的内侧面和底面及枕叶,大脑后动脉起始部发出中央支,供应背侧丘脑、内外侧膝状体、下丘脑和底丘脑等。

大脑动脉环(cerebral arterial circle,Willis 环):由两侧大脑前动脉起始段、两侧颈内动脉末端、两侧大脑后动脉借前、后交通动脉连通而共同组成(图9-30)。位于脑底下方,蝶鞍上方,环绕视交叉、灰结节及乳头体周围。此环使两侧颈内动脉系与椎—基底动脉系相交通。在正常情况下大脑动脉环两侧的血液不相混合。

图9-30 大脑动脉环及中央支

(2)**脑的静脉** 不与动脉伴行,可分浅、深静脉,都注入硬脑膜窦。浅静脉管壁无瓣膜和平滑肌,较薄。主要有大脑上静脉,大脑中静脉和大脑下静脉。

2. 脊髓的血管

(1)**脊髓的动脉** 有两个来源(图9-31),即椎动脉和节段性动脉。椎动脉发出**脊髓前动脉**(anterior spinal artery)和**脊髓后动脉**(posterior spinal artery)。在下行过程中,不断得到节段性动脉分支的增补,以保障脊髓足够的血液供应。

(2)**脊髓的静脉** 较动脉多而粗,收集脊髓内的小静脉,最后汇集成脊髓前、后静脉,通过前、后根静脉注入硬膜外隙的椎内静脉丛。

(三)脑脊液及其循环

脑脊液(cerebral spinal fluid)是充满脑室系统、蛛网膜下隙和脊髓中央管内的无色透明液体,内含各种浓度不等的无机离子、葡萄糖、微量蛋白和少量淋巴细胞,功能上相当于外周组织中的淋巴,对中枢神经系统起缓冲、保护、运输代谢产物和调节颅内压等作用。脑脊液总量在成人平均约150 mL，它处于不断产生和回流的动态平衡中（图9-32）。

基底动脉

椎动脉

脊髓前动脉

脊髓后动脉

肋间后动脉

腰动脉

图9-31　脊髓的动脉

　　脑脊液由脑室脉络丛产生，最后沿蛛网膜下隙流向大脑背面，经蛛网膜粒渗透到硬脑膜窦（主要是上矢状窦）内，回流入血液中（表9-1）。若在脑脊液循环途径中发生阻塞，可导致脑积水和颅内压升高，使脑组织受压移位，甚至形成脑疝而危及生命。此外，少量脑脊液可经室管膜上皮、蛛网膜下隙的毛细血管、脑膜的淋巴管和脑、脊神经周围的淋巴管回流。

图 9-32 脑脊液循环

表 9-1 脑脊液循环途径

左、右侧脑室 ——室间孔——→ 第三脑室 ——中脑水管——→ 第四脑室 ——第四脑室正中孔／第四脑室外侧孔——→ 蛛网膜下隙 ——→ 蛛网膜粒——

上矢状窦 ——→ 颈内静脉

第三节 神经系统的传导通路

神经传导通路（nervous pathways）是从感受器到大脑皮质，或从大脑皮质至效应器的神经元链。其中，从感受器到大脑皮质的神经元链，称感觉（上行）传导通路；从大脑皮质到效应器的神经元链，称运动（下行）传导通路。

一、感觉传导通路

(一)本体感觉和精细触觉传导通路

本体感觉是指肌、腱、关节等运动器官本身在不同状态时产生的感觉。因位置较深，又称深感觉。此外在本体感觉传导通路中，还传导皮肤的精细触觉（即辨别两点间距离和感受物体的纹理粗细等）。该传导通路由 3 级神经元组成（图 9-33）。

丘脑
皮质束

内侧丘系

内侧丘系

内侧丘系

丘系交叉
楔束核
薄束核

楔束
薄束

楔束
薄束

图 9-33　本体感觉和精细触觉传导通路

第一级神经元的胞体是脊神经节内的假单极神经元,周围突构成脊神经的感觉纤维,分布于四肢、躯干的肌、腱、关节和骨膜等处的深部感受器(肌梭、腱梭等);中枢突经后根内侧部进入脊髓后索形成薄束,楔束。薄束和楔束的纤维至延髓后分别终止于薄束核与楔束核。

第二级神经元,胞体位于薄束核与楔束核内,其纤维交叉后形成内侧丘系。向上终于丘脑腹后外侧核。

第三级神经元,胞体位于丘脑腹后外侧核,发出的第三级纤维经内囊后肢,投射到中央后回上 2/3 的皮质。

（二）痛觉、温觉和粗触觉传导通路

该通路又称浅感觉传导通路,该传导通路由 3 级神经元组成。分为躯干四肢痛温及粗触觉传导通路和头面部痛温觉及触觉传导通路(图 9-34)。

1. 躯干四肢痛、温觉和粗触觉传导通路　第一级神经元是脊神经节内的小型和中型假单极神经元。周围突构成脊神经内的感觉纤维,分布到躯干和四肢的皮肤。中枢突通过后根的外侧部进入脊髓后外侧束,上升 1～2 脊髓节,然后进入灰质。

第二级神经元,胞体主要位于后角。其传出纤维在同节段内交叉至对侧脊髓侧索和前索,再转行向上,形成脊髓丘脑束,最后终于丘脑腹后外侧核。

第三级神经元,胞体位于丘脑腹后外侧核。由该核发出的纤维,经内囊后肢,投射到中央后回的上 2/3 区。

2. 头面部痛、温觉和触觉传导通路　由三级神经元组成。第一级神经元胞体位于三叉神经节内。三叉神经节内假单极神经元的周围突随三叉神经的分支分布于面部,中枢突构成三叉神经感觉根。进入脑桥后,纤维止于三叉神经脑桥核和脊束核。

第二级神经元胞体在脑桥核和脊束核内。第二级神经元发出的纤维交叉至对侧组成**三叉丘系**(trigeminal lemniscus),在内侧丘系背侧上升至丘脑,终止于丘脑腹后内侧核。

第三级神经元胞体位于丘脑腹后内侧核,由核发出的第三级纤维经内囊后肢,投射到中央后回的下 1/3 区。

（三）视觉传导通路

视觉传导通路由三级神经元组成(图 9-35)。第一级神经元为双极细胞,其周围突与视网膜内的视锥细胞和视杆细胞形成突触,中枢突与节细胞形成突触。

第二级神经元是节细胞,其轴突在视神经盘(乳头)处集合成视神经。视神经由视神经管入颅腔,形成视交叉后,延为视束。在视交叉中,来自两眼视网膜鼻侧半的纤维交叉,交叉后加入对侧视束;来自视网膜颞侧半的纤维不交叉,走在同侧视束内。经交叉后的视束内含有同侧眼视网膜的颞侧半纤维和对侧眼视网膜的鼻侧半纤维。视束向后绕大脑脚终于外侧膝状体。

第三级神经元的胞体在外侧膝状体内,由外侧膝状体发出的纤维组成视辐射,经内囊后肢投射到大脑皮质距状沟周围的视区。

丘脑皮质束

三叉丘系
脊髓丘脑束

脊髓丘脑束
三叉丘系

脊髓丘脑束
三叉丘系

脊髓丘脑束

脊髓丘脑前束

脊髓丘脑侧束

图9-34 痛、温度觉和粗触觉传导通路

图9-35　视觉传导通路及瞳孔对光反射通路

二、运动传导通路

(一) 锥体系

锥体系(pyramidal system)主要管理骨骼肌的随意运动,由上、下运动神经元组成。上运动神经元位于大脑运动中枢的中央前回和中央旁小叶皮质,下运动神经元位于脑干运动神经核,以及脊髓灰质的前角。

1. **皮质脊髓束**(corticospinal tract)　中央前回中、上部和中央旁小叶前部以及其他一些皮质区域锥体细胞的轴突集合组成皮质脊髓束(图9-36),经内囊后肢下行,至中脑的大脑脚底;然后经脑桥基底部至延髓锥体,在锥体下端,绝大部分纤维左右相互交叉,形成锥体交叉。交叉后的纤维继续于对侧脊髓侧索内下行,形成皮质脊髓侧束。此束纤维在下行过程中,逐节止于同侧前角运动细胞,支配四肢肌。在延髓锥体小部分未交叉的纤维在同侧脊髓前索内下行,形成皮质脊髓前束。该束仅达胸节,并经白质前连合逐节交叉至对侧,止于前角运动细胞,支配躯干和四肢骨骼肌的运动。皮质脊髓前束中有一部分纤维始终不交叉而止于同侧前角运动细胞,支配躯干肌。所以,躯干肌是受两侧大脑皮质支配的。

2. **皮质核束**(corticonuclear tract)(图9-37)　其纤维由中央前回下1/3发出,经内囊膝部、下行至中脑的大脑脚底,此后,纤维构成小束,穿内侧丘系下行,大多数下行纤维终止于两侧的脑神经运动核,但面神经核的下半(分布到眼裂以下的面肌)和舌下神经核仅接受对侧的皮质核束支配(图9-38)。

临床应用：锥体系损伤

　　锥体系的任何部位损伤都可引起随意运动的障碍，出现肢体瘫痪。上运动神经元损伤（核上瘫）：表现为随意运动障碍，肌张力增高，所以瘫痪是痉挛性的（硬瘫），这是由于上运动神经元对下运动神经元的抑制被取消的缘故。因肌肉尚有脊髓前角运动细胞发出的神经支配，所以无营养障碍，肌不萎缩，深反射因失去上运动神经元控制而表现亢进，因锥体束的完整性破坏，浅反射（如腹壁反射、提睾反射等）减弱或消失，同时因锥体束的功能受到破坏，出现病理反射（如 Babinski 征）。下运动神经元损伤（核下瘫）：表现为因失去神经直接支配所至的肌张力降低，随意运动障碍，瘫痪是弛缓性的（软瘫）。由于神经营养障碍，导致肌肉萎缩，因所有反射弧中断，故浅、深反射消失，无病理反射。

图 9-36　皮质脊髓束

动眼神经核

滑车神经核

三叉神经运动核

面神经运动核

疑核

副神经核

皮质核束

展神经核

舌下神经核

图 9-37 皮质核束

核上瘫　　　核下瘫　　　　核下瘫　　　核上瘫

图 9-38 面神经、舌下神经核上、下瘫

(二)锥体外系

锥体外系(extrapyramidal system)是锥体系以外的下行传导通路的统称,包括大脑皮质、背侧丘脑、苍白球、壳、尾状核、黑质、红核、小脑、脑干的某些网状核以及它们的联络纤维等,这些结构共同组成复杂的多级神经元链。锥体外系的主要功能是调节肌紧张、协调肌的活动、维持和调整体态姿势、进行习惯性和节律性动作等。

第四节　周围神经系统

周围神经系统(peripheral nervous system)联络于中枢神经和其他各系统器官之间,包括与脑相连的**脑神经**(cranial nerves)、与脊髓相连的**脊神经**(spinal nerves)和分布于内脏、心血管和腺体的内脏神经(visceral nerves)。

一、脊神经

(一)概述

脊神经共31对,借**前根**和**后根**与脊髓相连(图9-39)。前根属运动性,后根属感觉性,二者在椎间孔处汇合而成**脊神经**。脊神经后根在椎间孔附近有一椭圆形膨大,称**脊神经节**,内含感觉神经元的胞体。31对脊神经包括颈神经8对、胸神经12对、腰神经5对、骶神经5对和尾神经1对。

图9-39　脊神经的组成和分支、分布

脊神经属混合性神经,出椎间孔后,立即分为前后两支。**后支**细小,主要分布于躯干背侧的深层肌和皮肤。

脊神经的**前支**粗大,除第 2～11 胸神经的前支外,其余脊神经的前支分别交织成神经丛,由神经丛发出分支到头颈、躯干、上肢和下肢。脊神经丛包括**颈丛**、**臂丛**、**腰丛**和**骶丛**。

　　(二)颈丛

　　1.**颈丛的组成和位置**　颈丛(cervical plexus)由第 1～4 颈神经前支交织构成,位于胸锁乳突肌上部深面,中斜角肌和肩胛提肌起端的前方。

　　2.**颈丛的分支**　主要包括皮支和肌支。皮支从胸锁乳突肌后缘中点附近浅出后,再散开行向各方(图 9-40)。胸锁乳突肌后缘中点,是颈部浅层结构浸润麻醉的注射点。肌支除支配颈部深层肌、肩胛提肌、舌骨下肌群外,主要有膈肌。

图 9-40　颈丛的组成及分支

　　膈神经(phrenic nerve):为混合神经,是颈丛中最重要的分支,先位于前斜角肌上端外侧,继而沿该肌前面下降至肌内侧,在锁骨下动、静脉之间经胸廓上口进入胸腔,与心包膈血管伴行至肺根前方,在纵隔胸膜与心包之间下行达膈,于中心腱附近穿入膈肌。

膈神经中的运动纤维支配膈肌,感觉纤维分布于胸膜和心包及膈下面的部分腹膜(图9-41)。

左颈总动脉

臂丛

右头臂静脉

左头臂静脉

主动脉弓

右膈神经

左膈神经

肋间神经

食管

交感干

肋间动静脉

奇静脉

膈肌

图9-41 膈神经

膈神经损伤的主要表现是同侧半膈肌瘫痪,腹式呼吸减弱或消失,严重者可有窒息感。膈神经受刺激时可产生呃逆。

(三)臂丛

1. 臂丛的组成和位置 臂丛(brachial plexus)(图9-42)由第5~8颈神经前支和第1胸神经前支大部分纤维组成。臂丛经斜角肌间隙穿出,行于锁骨下动脉的后上方,经锁骨后方进入腋窝,锁骨中点后方是臂丛麻醉的注射点。

2. 臂丛的主要分支

(1)**肌皮神经**(musculocutaneous nerve) 自臂丛外侧束发出后,向外侧斜穿喙肱肌,经肱二头肌与肱肌间下行(图9-43),发支分布这三块肌。其余纤维在肘关节稍下方,经肱二头肌下端外侧穿出深筋膜,称为前臂外侧皮神经,分布前臂外侧皮肤。

(2)**正中神经**(median nerve) 由发自臂丛内、外侧束的两个根合成,两根夹持腋动脉向下。在臂部,正中神经沿肱二头肌内侧沟,伴肱动脉至肘窝。继在前臂指浅、深屈肌间达腕部,经腕管,在掌腱膜深面到达手掌。

正中神经在臂部不分支,在肘部及前臂发许多肌支,分布于除肱桡肌、尺侧腕屈肌和指深屈肌尺侧半以外的所有前臂屈肌和旋前肌。在手掌分布于拇收肌以外的鱼际肌,及掌心、桡侧三个半手指掌面的皮肤。

图 9-42　臂丛组成

图 9-43　臂丛分支及上肢神经

正中神经损伤易发生于前臂和腕部,表现为:①运动障碍,即前臂不能旋前,屈腕力减弱,拇指、示指、中指不能屈曲,拇指不能作对掌运动。②感觉障碍:皮支分布区感觉迟钝,以拇指、示指、中指远节明显。③肌肉萎缩:鱼际肌萎缩,手掌平坦,也称"猿手"。

(3)**尺神经**(ulnar nerve)　发自臂丛内侧束,在腋动、静脉之间出腋窝后,沿肱动脉内侧、肱二头肌内侧沟下行至臂中份,经肱骨内上髁后方的尺神经沟,向下转至前臂前内侧,下行至桡腕关节上方发出手背支,分布到手背尺侧半的皮肤。本干分浅、深两支入手掌,浅支分布于小鱼际皮肤和尺侧一个半指掌面皮肤,深支分布于小鱼际肌等肌。尺神经在前臂上部发肌支,支配尺侧腕屈肌和指深屈肌尺侧半。

尺神受损后可引起:①运动障碍,表现为屈腕力减弱,无名指和小指远节指关节不能屈曲,拇指不能内收,各指不能互相靠拢。②感觉障碍,手掌、手背内侧缘皮肤感觉丧失。其他分布区感觉迟钝。③肌肉萎缩,小鱼际萎缩致小鱼际平坦,表现为"爪形手"(图9-44)。

"爪形手"　　　　　"猿手"　　　　　垂腕
(尺神经损伤)　　(正中神经损伤)　　(桡神经损伤)

图9-44　上肢神经损伤的手形

(4)**桡神经**(radial nerve)　发自臂丛后束的粗大神经。在腋窝内位于腋动脉后方,伴肱深动脉向下外行。先经肱三头肌长头与内侧头之间,继而沿桡神经沟绕肱骨中段后面,旋向下外,在肱骨外上髁前方分为浅支与深支。浅支伴桡动脉下行,至前臂中、下 1/3 交界处转向手背,分布于手背桡侧半的皮肤。深支于前臂背侧深、浅肌之间下行,分数支,其长支可达腕部。桡神经肌支分布于肱三头肌、肱桡肌、旋后肌和前臂后群所有伸肌。

肱骨中段或中、下 1/3 交界处骨折时容易合并桡神经损伤,主要是前臂伸肌瘫痪,表现为抬前臂时呈"垂腕"状,第1、2掌骨间背面皮肤感觉障碍明显。桡骨颈骨折时,可损伤桡神经深支,主要表现为伸腕力弱、不能伸指。

(5)**腋神经**(axillary nerve)　自臂丛发出,绕肱骨外科颈的后方至三角肌深面。肌支支配三角肌和小圆肌,皮支分布于肩关节周围的皮肤。腋神经损伤后,由于三角肌萎缩,肩部失去圆隆的外形。

(四)胸神经前支

胸神经前支共12对。除第1对的大部分参加臂丛、第12对的少部分参加腰丛外,其余不形成神经丛。第1～11对胸神经位于各自相应的肋间隙称**肋间神经**,第12对胸神经前支位于第12肋下方,故名**肋下神经**。肋间神经伴随肋间后血管,在肋间内、外肌之间,沿肋沟行走。下 5 对肋间神经远侧部和肋下神经斜向下内,行于腹内斜肌与腹横肌之间,并进入腹直肌鞘。肋间神经和肋下神经的肌支分布于肋间肌和腹前外侧肌群,皮支分布于胸、腹壁皮肤及相应的壁胸膜和壁腹膜(图 9-45)。

图 9-45 肋间神经

胸神经前支在胸、腹壁皮肤呈明显的节段性分布。第 2,4,6,8,10,12 对胸神经前支,分别分布于胸骨角、乳头、剑突、肋弓、脐与耻骨联合连线中点平面,临床常以节段性分布区的感觉障碍平面来推断脊髓损伤的节段(图 9-46)。

图 9-46 肋间神经在胸腹壁的分布

（五）腰丛

1. **腰丛的组成和位置**　腰丛（lumbar plexus）由第12胸神经前支一部分、第1~3腰神经前支及第4腰神经前支的一部分组成，位于腰大肌深面，其分支自腰大肌穿出（图9-47）。

<table>
<tr><td>腹腔神经节</td><td></td><td>腹腔干</td></tr>
</table>

图9-47　腰、骶丛组成

左侧标注（自上而下）：腹腔神经节、动脉肾神经节、腰方肌、髂腹下神经、髂腹股沟神经、股神经、腰骶干、闭孔神经、骶丛

右侧标注（自上而下）：腹腔干、肠系膜上动脉、腹主动脉、肋下神经、交感干、腰大肌、生殖股神经、股外侧皮神经、髂肌

2. **腰丛的分支**　除发肌支就近支配髂腰肌与腰方肌外，还发出：

（1）**髂腹下神经**（iliohypogastric nerve）　自腰大肌外侧缘穿出后，约在腹股沟管浅环上方3 cm处穿腹外斜肌腱膜达皮下。沿途发支分布于腹壁诸肌，发皮支分布于臀外侧区、腹股沟区及下腹部的皮肤。

（2）**股外侧皮神经**（lateral femoral cutaneous nerve）　自腰大肌外侧缘穿出后，向前外侧走行，约在髂前上棘下方5~6 cm处穿出深筋膜，分布于大腿前外侧部的皮肤。

（3）**股神经**（femoral nerve）　是腰丛最大的分支（图9-48），自腰大肌外侧缘穿出，于腰大肌与髂肌之间下行，在腹股沟韧带中点稍外侧经韧带深面、股动脉外侧进入股三角区，随即分为数支。①肌支，分布于髂肌、耻骨肌、股四头肌和缝匠肌。②皮支，股中间、股内侧皮神经，分布于大腿及膝关节前面的皮肤。最长的皮支，为隐神经（saphenous nerve），伴随股动脉入内收肌管，下行至膝关节内侧浅出皮下后，与大隐静脉伴行，分布于小腿内侧面及足内侧缘皮肤。

股神经损伤后表现为：①运动障碍，股前肌群瘫痪，行走时抬腿困难，不能伸小腿。②感觉障碍，大腿前面和小腿内侧面皮肤感觉丧失。③股四头肌萎缩，髌骨突出。④膝跳反射消失。

图9-48　下肢的神经

（4）**闭孔神经**（obturator nerve）　自腰大肌内侧缘穿出，贴小骨盆内侧壁前行至大腿内侧，分布于大腿内收肌群，大腿内侧面皮肤。

（六）骶丛

1. 骶丛的组成和位置　骶丛（sacral plexus）由腰骶干（第4腰神经前支余部和第5腰神经前支结合而成）、全部骶神经和尾神经前支组成，是全身最大的脊神经丛。骶丛位于盆腔内，骶骨和梨状肌的前面。骶丛呈三角形，尖朝下，移行为坐骨神经。

2. 骶丛的分支　骶丛直接发出短支分布于梨状肌、闭孔内肌、股方肌等。其他分支如下：

（1）**臀上神经**（superior gluteal nerve）　经梨状肌上孔出盆腔，分布于臀中、小肌和阔筋膜张肌。

（2）**臀下神经**（inferior gluteal nerve）　伴臀下血管经梨状肌下孔出盆腔，行于臀大肌深面，分布臀大肌。

（3）**坐骨神经**（sciatic nerve）　是全身最粗大、最长的神经。经梨状肌下孔出盆腔，于臀大肌深面,坐骨结节与大转子之间下行至股后区,在股二头肌长头深面下行至腘窝上方,分为胫神经和腓总神经两大终支。坐骨神经干在股后区发肌支分布股二头肌、半腱肌和半膜肌,同时发支分布髋关节。

坐骨神经干的表面投影:是自坐骨结节和大转子之间的中点,向下至股骨内、外侧髁之间中点连线的上 2/3 段,为其投影。坐骨神经痛时,常在此连线上出现压痛。

胫神经(tibial nerve)为坐骨神经本干的直接延续,在小腿后区比目鱼肌深面下行,经内踝后方进入足底区,分为两终支即**足底内侧神经**(medial plantar nerve)和**足底外侧神经**(lateral plantar nerve)。胫神经分布于小腿后肌群和足底肌,小腿后面和足底的皮肤。

胫神经损伤后主要表现为:①运动障碍,小腿后群肌无力,足不能跖屈,足内翻力减弱。②感觉障碍,小腿后面及足底皮肤感觉迟钝或丧失。③足畸形,因小腿前外侧群肌过度牵拉,使足背屈、外翻位,出现"钩状足"或称"仰趾足"。

腓总神经(common peroneal nerve)沿腘窝上外侧行向外下,绕腓骨颈外侧向前,分为腓浅神经和腓深神经。①**腓浅神经**(superficial peroneal nerve):于腓骨长、短肌之间下行,沿途发支分布于腓骨长、短肌。在小腿中下 1/3 交界处浅出成为皮支,分布于小腿外侧、足背和第 2~5 趾背的皮肤。②**腓深神经**(deep peroneal nerve):经腓骨与腓骨长肌间斜向前,伴胫前动脉下行,经踝关节前方达足背。分布于小腿前群肌、足背肌和第 1、2 趾相对缘的皮肤。

腓总神经绕行腓骨颈处位置表浅,易受损伤。受损伤后表现为:①运动障碍,足不能背屈,趾不能伸,足下垂且内翻,行走时呈"跨阈步态"。②感觉障碍,小腿前外侧、足背及趾背感觉迟钝或丧失。③足畸形,久之可呈"马蹄内翻足"。

二、脑神经

脑神经(cranial nerves)(图 9-49)是周围神经的一部分,它将脑与各部感受器和效应器联系起来。脑神经共 12 对,其排列顺序一般用罗马数字表示。

脑神经的纤维成分较脊神经复杂,含有 7 种纤维成分。①一般躯体感觉纤维,分布于皮肤、肌、肌腱和口、鼻大部分黏膜。②特殊躯体感觉纤维,分布于特殊感觉器官视器和前庭蜗器。③一般内脏感觉纤维,分布于头、颈、胸、腹的脏器。④特殊内脏感觉纤维,分布于味蕾和嗅器。⑤一般躯体运动纤维,分布于眼球外肌、舌肌等。⑥一般内脏运动纤维,分布于平滑肌、心肌和腺体。⑦特殊内脏运动纤维,分布于咀嚼肌、面肌和咽喉肌等。

每一对脑神经内所包含的纤维成分种类多少不同,因此,可根据脑神经所含纤维成分性质的不同,将脑神经分为感觉性脑神经(第Ⅰ、Ⅱ、Ⅷ对脑神经),运动性脑神经(第Ⅲ、Ⅳ、Ⅵ、Ⅺ、Ⅻ对脑神经)和混合性脑神经(Ⅴ、Ⅶ、Ⅸ、Ⅹ对脑神经)。

(一)嗅神经

嗅神经(olfactory nerve)含特殊内脏感觉纤维,起于鼻腔嗅区的嗅黏膜上皮,穿过筛孔入颅前窝,传导嗅觉。

嗅神经
视神经
动眼神经
展神经
滑车神经
三叉神经
面神经
前庭蜗神经
舌咽神经
迷走神经
副神经
舌下神经

图9-49　脑神经

（二）视神经

视神经（optic nerve）含特殊躯体感觉纤维，由视网膜节细胞的轴突，在视神经盘处聚集成视神经。穿经视神经管入颅中窝，向后内走行于垂体前方形成视交叉，再经视束连于外侧膝状体，传导视觉冲动。

（三）动眼神经

动眼神经（oculomotor nerve）（图9-50）为运动性神经，起于动眼神经核和动眼神经副核。经眶上裂入眶，分支布于上睑提肌、上直肌、下直肌、内直肌和下斜肌。内脏运动纤维，分布于睫状肌和瞳孔括约肌，兴奋时使瞳孔缩小、晶状体屈度加大。

（四）滑车神经

滑车神经（trochlear nerve）为运动性脑神经，起于滑车神经核，自中脑背侧下丘下方出脑，经眶上裂入眶，支配上斜肌。

图9-50 眶内神经外侧面观

（五）三叉神经

三叉神经（trigeminal nerve）（图9-51）为最粗大的混合性脑神经，含一般躯体感觉和特殊内脏运动两种纤维。躯体感觉纤维来自**三叉神经节**（trigeminal ganglion），三叉神经节的周围突分为三大分支，即第1支眼神经、第2支上颌神经、第3支为下颌神经。特殊内脏运动来自三叉神经运动核，纤维组成三叉神经运动根，加入下颌神经。

1. **眼神经**（ophthalmic nerve）　仅含躯体感觉纤维。经眶上裂入眶，分支分布于眶、眼球、泪腺、结膜、硬脑膜、部分鼻黏膜、额顶部及上睑和鼻背部的皮肤。

2. **上颌神经**（maxillary nerve）　仅含躯体感觉纤维。经圆孔出颅，其主要分支如下：

（1）**眶下神经**（infraorbital nerve）　经眶下管出眶，分布于下睑、鼻翼、上唇的皮肤和黏膜。

（2）**上牙槽神经**（superior alveolar nerves）　分为后、中、前三支，在上颌骨内相互吻合形成上牙槽神经丛后，分支分布于上颌牙齿、牙龈及上颌窦黏膜。

3. **下颌神经**（mandibular nerve）　为混合性神经，自卵圆孔出颅后，在翼外肌深面发出肌支分布于咀嚼肌。下颌神经分支如下：

（1）**耳颞神经**（auriculotemporal nerve）　分布于腮腺、耳屏、外耳道及颞区皮肤。

（2）**舌神经**（lingual nerve）　分布于口腔底及舌前2/3黏膜，传导一般感觉。有来自面神经的副交感纤维和味觉纤维分布至舌前2/3黏膜，接收舌前2/3的味觉。

（3）**下牙槽神经**（inferior alveolar nerve）　为混合性神经。穿下颌孔入下颌管，终支自颏孔穿出，称颏神经，分布于颏部及下唇的皮肤和黏膜。

（六）展神经

展神经（abducent nerve）属躯体运动神经，起自展神经核，经眶上裂入眶，分布于外直肌。

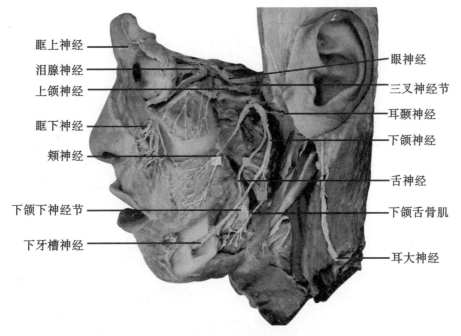

图 9-51 三叉神经外面观

（七）面神经

面神经（facial nerve）为混合性脑神经,含有 4 种纤维成分:①躯体运动纤维,起自面神经核,主要支配面肌的运动。②内脏运动纤维,起自上泌涎核,其节后纤维分布于泪腺、下颌下腺、舌下腺及鼻、腭的黏膜腺,支配腺体的分泌。③内脏感觉纤维,分布于舌前 2/3 黏膜的味蕾。④躯体感觉纤维,传导耳部皮肤的躯体感觉和表情肌的本体感觉。面神经进入内耳门,穿内耳道底入面神经管,自茎乳孔出颅,向前穿过腮腺到达面部。

1.面神经管内的分支 在面神经出茎乳孔上方发出鼓索,加入三叉神经的舌神经中,味觉纤维随舌神经分布于舌前 2/3 的味蕾,副交感节后纤维分布于下颌下腺和舌下腺,支配其分泌活动。

2.面神经的颅外分支 面神经出茎乳孔后,前行在腮腺内分支组成腮腺内丛,由丛发分支至腮腺前缘呈辐射状穿出（图 9-52）:**颞支**支配额肌和眼轮匝肌等。**颧支**支配眼轮匝肌及颧肌。**颊支**至颊肌、口轮匝肌及其他口周围肌。**下颌缘支**分布于下唇诸肌。**颈支**行于颈阔肌深面,支配该肌。

（八）前庭蜗神经

前庭蜗神经（vestibulocochlear nerve）属特殊感觉性脑神经,含有传导平衡觉和传导听觉的特殊躯体感觉纤维,由前庭神经和蜗神经两部分组成。**前庭神经**（vestibular nerve）传导平衡觉,**蜗神经**（cochlear nerve）传导听觉。

图9-52 面神经在面部的分支

（九）舌咽神经

舌咽神经（glossopharyngeal nerve）为混合性脑神经，经颈静脉孔出颅腔（图9-53），含有4种纤维成分：①躯体运动纤维，起于疑核，支配茎突咽肌。②内脏运动纤维，起于下泌涎核，其节后纤维支配腮腺分泌。③内脏感觉纤维，分布于咽、舌后1/3，咽鼓管和鼓室等处黏膜，以及颈动脉窦和颈动脉小球；亦分布于舌后1/3的味蕾。④躯体感觉纤维，分布于耳后皮肤。

图9-53 舌咽神经、迷走神经、副神经及舌下神经

（十）迷走神经

迷走神经（vagus nerve）为混合性神经，是行程最长、分布最广的脑神经，含有4种纤维成分：①内脏运动副交感纤维，起于延髓的迷走神经背核，节后纤维分布于颈、胸、腹部多种器官，控制这些器官的平滑肌、心肌和腺体的活动；②躯体运动纤维，起于延髓的疑核，支配咽喉部肌；③内脏感觉纤维，分布于颈、胸、腹部的多种器官；④躯体感觉纤维，分布于硬脑膜、耳郭及外耳道皮肤。

迷走神经经颈静脉孔出颅，出颅后在颈部下行于颈动脉鞘内，位于颈内静脉与颈内动脉或颈总动脉之间的后方，下行至颈根部。左、右迷走神经分别形成迷走神经**前干**（anterior vagal trunk）和**后干**（posterior vagal trunk）（图9-54），伴食管一起穿膈肌食管裂孔进入腹腔，分布于胃前、后壁，其终支为腹腔支，参与内脏运动神经构成的腹腔丛。分支布于肝、脾、胰、肾和结肠左曲以上的消化管。其中较重要的分支如下：

图9-54　迷走神经胸腹腔分支

1. **喉上神经**(superior laryngeal nerve) 在颈内动脉内侧下行,在舌骨大角水平分为内、外支。内支分布于声门裂以上的喉黏膜以及会厌、舌根等,外支支配环甲肌。

2. **颈心支** 参与心丛的构成,由此发出分支分布于心肌。

3. **喉返神经**(recurrent laryngeal nerve) 右喉返神经绕右锁骨下动脉上行,左喉返神经绕主动脉弓上行,返回颈部。于气管与食管之间的沟内,至甲状腺侧叶深面进入喉内,支配除环甲肌以外的所有喉肌和于声门裂以下的喉黏膜。

4. **胃支**(anterior gastric branches) 在贲门附近发自迷走神经前、后干,分别沿胃小弯前后向右,沿途发出小支分布于胃前、后壁,终支以"鸦爪"形分支分布于幽门部前、后壁。

喉返神经在入喉以前与甲状腺下动脉及其分支相互交叉,在甲状腺手术时应避免损伤喉返神经。喉返神经一侧受损,可致声音嘶哑或发音困难,若两侧喉返神经同时受损,可引起失音、呼吸困难,甚至窒息。迷走神经主干损伤后,内脏活动障碍,表现为脉速、心悸、恶心、呕吐、呼吸深慢和窒息等症状。

(十一)副神经

副神经(accessory nerve)为运动性脑神经,起于**疑核**和**副神经核**(accessory nucleus)。经颈静脉孔出颅后分内、外两支:内支加入迷走神经分布于咽喉部肌;外支较粗,经颈内动、静脉之间,向外下后斜行穿胸锁乳突肌,进入斜方肌深面,分支支配此二肌。

(十二)舌下神经

舌下神经(hypoglossal nerve)为运动性脑神经,由舌下神经核发出,经舌下神经管出颅,在颈内动、静脉之间弓形向前下走行,支配舌肌。

三、内脏神经

内脏神经(visceral nervous)是神经系统中分布于内脏、心血管和腺体的部分,它和躯体神经一样,可分为内脏运动神经和内脏感觉神经。内脏运动神经支配平滑肌、心肌的运动和腺体的分泌,主要影响物质代谢活动,这种调节是人的意志难以控制的,故而又称之为**自主神经**或**植物性神经**。

(一)内脏运动神经

内脏运动神经(图9-55)和躯体运动神经一样,都受大脑皮质和皮质下各级中枢的控制、调节,但二者无论在功能上还是形态结构上都有许多不同之处(表9-2)。

颅内血管
眼球
泪腺
腮腺
下颌腺体
舌下腺
头部表面血管
喉、气管
心脏
胃
肝、胆
胰
肾上腺
肾
小肠
大肠
膀胱
生殖器

汗腺
血管
腹腔神经节
皮肤
内脏神经
主动脉肾节
肠系膜神经节
肠系膜下神经节

图 9-55　内脏运动神经概况

表 9-2　躯体运动神经与内脏运动神经区别

区别	躯体运动神经系统	内脏运动(植物)神经系统
支配部位	骨骼肌	平滑肌,心肌,腺体
成分	一种纤维成分	两种,交感和副交感
神经元	自低级中枢至骨骼肌只有一个神经元	换元节前、节后两个神经元
分布形式	神经干	神经丛
纤维	较粗,有髓神经纤维	较细,无髓神经纤维
意识支配	受意识支配	在一定程度上不受意识支配

　　1. 交感神经(sympathetic nerve)　分为**中枢部**和**周围部**(图 9-56)。其低级中枢位于脊髓胸$_1$~腰$_3$节段灰质侧角。周围部包括交感神经节、交感神经干、神经和交感神经丛等。

（1）**交感神经节** 根据交位置不同,可分为椎旁节和椎前节。①**椎旁节** (paravertebral ganglia)位于脊柱两旁,每一侧约为 21 ~ 26 个。②**椎前节**(prevertebral ganglia)位于脊柱前方,包括**腹腔神经节**(celiac ganglia)、**肠系膜上神经节**(superior mesenteric ganglia)、**肠系膜下神经节**(inferior mesenteric ganglia)和**主动脉肾神经节** (aorticorenal ganglia)等。

（2）**交感干**(sympathetic trunk) 位于脊柱两侧,由交感神经节和节间支 (interganglionic branches)连成。上至颅底,下于尾骨的前面两干合并于奇神经节。

图 9-56　交感干及其分布

（3）**交通支**(communicating branches) 交感干与相应的脊神经之间有交通支相连, (图 9-57)。①**白交通支**(white communicating branches),主要由有髓鞘的节前纤维组成, 呈白色,只存在于脊髓胸₁ ~ 腰₃脊神经的前支至相应的交感神经节之间。②**灰交通支** (gray communicating branches),连于交感干与 31 对脊神经前支之间,由交感干神经节细胞发出的节后纤维组成,多无髓鞘,色灰暗。

图 9-57　交感神经纤维走向

交感神经节前纤维经脊神经前根、白交通支进入交感干后,有 3 种去向:①终止于相应的椎旁节,并交换神经元;②在交感干内上行或下行后,终于上方或下方的椎旁节。在交感干内上升或下降的纤维在所有椎旁节之间即构成节间支;③穿过椎旁节后,至椎前节换神经元。

交感神经节后纤维也有 3 种去向:①经灰交通支返回脊神经,随脊神经分布至头颈部、躯干和四肢的血管、汗腺和竖毛肌等。②攀附动脉走行,在动脉外膜形成相应的神经丛(如颈内、外动脉丛,腹腔丛,肠系膜上丛等),并随动脉分布到所支配的器官。③离开交感神经节直接分布到所支配的脏器。

2. 副交感神经(parasympathetic nerve)　分为中枢部和周围部。低级中枢位于脑干的副交感神经核和脊髓骶部第 2 ~ 4 节段灰质的骶副交感核。周围部包括副交感神经节、节前纤维和节后神经元。

副交感神经节,分器官旁节和器官内节,节内的细胞即为节后神经元。位于颅部的副交感神经节较大,肉眼可见,颅部副交感神经节前纤维即在这些神经节内交换神经元,然后发出节后纤维随相应脑神经到达所支配的器官。

3. 交感神经与副交感神经的主要区别　交感神经和副交感神经都是内脏运动神经,常共同支配一个器官,形成对内脏器官的双重神经支配。但在神经来源、形态结构、分布范围和功能上,交感神经与副交感神经又有明显的区别(表9-3)。

(二) 内脏感觉神经

人体各内脏器官除有交感和副交感神经支配外,也有感觉神经分布。内感受器接受来自内脏的刺激,内脏感觉神经(visceral sensory nerve)将其变成神经冲动,并将内脏感觉性冲动传到中枢,中枢可直接通过内脏运动神经或间接通过体液调节各内脏器官的活动。内脏感觉和躯体感觉相比有以下特点:①正常的内脏活动一般不引起感觉,只有在较强的内脏活动的情况下才引起感觉。②内脏对牵拉、膨胀和痉挛等刺激较敏感,而对切、割等刺激不敏感。③内脏感觉的转入途径分散,因此,内脏痛往往是比较弥散的,定位模糊。

表 9-3　交感神经和副交感神经的比较

比较	低级中枢的部位	周围神经节的位置	节前纤维和节后纤维的比较	分布范围
交感神经	位于脊髓的胸₁~腰₃节的侧角内	脊柱的两旁或脊柱的前方	节前纤维短,节后纤维长	分布范围广,一般认为除分布于胸、腹腔、盆腔器官外,尚遍及头、颈器官及全身的血管、皮肤、汗腺和竖毛肌
副交感神经	脑干内的副交感核,脊髓第 2~4 骶节的骶副交感核	位于所支配器官的附近或在其壁内	节前纤维长,节后纤维短	不如交感神经分布广泛,一般认为大部分血管、汗腺、竖毛肌、肾上腺髓质无副交感神经支配

（南阳医学高等专科学校　陶俊良）

内分泌系统

学习要点

内分泌系统的组成;甲状腺的形态、位置和微细结构;甲状旁腺的位置,甲状旁腺的微细结构;肾上腺的形态、位置和微细结构;垂体的形态、位置和微细结构。

临床案例

患者,女性,20岁。身高98 cm,四肢粗短、手呈铲形。皮肤苍白多褶皱鳞屑,口唇厚大且常张开流涎。因颈部增粗、怕冷、脱发、乏力,双下肢水肿、腹胀、大便干燥就诊。体格检查:甲状腺Ⅲ度肿大,针刺活检有大量淋巴细胞浸润。临床诊断:呆小症。

问题:呆小症属于内分泌疾病吗?和侏儒症有什么区别?

内分泌系统(endocrine system)(图 10-1)包括内分泌器官和内分泌组织两部分,是机体的重要调节系统,它与神经系统相辅相成,共同调节机体的生长发育和各种代谢,维持内环境的稳定。

内分泌腺是指结构上独立存在、肉眼可见的内分泌器官,如甲状腺、甲状旁腺、肾上腺、垂体、松果体和胸腺。内分泌组织有两种存在形式:①以细胞团的形式存在于其他器官内,如胰腺中的胰岛、睾丸中的间质细胞、卵巢中的黄体等;②单个分散在其他器官内,如 APUD 细胞,可分布在胃肠道、呼吸道以及泌尿生殖道等处。

内分泌腺的组织结构有一些共同特点:①腺细胞常排列成索状、团状或囊泡状;②内分泌腺无导管;③腺组织中有丰富的毛细血管和毛细淋巴管;④腺细胞的分泌物称**激素**(hormone)。激素进入血液,周流全身,调节人体的新陈代谢、生长发育和生殖功能等。各种激素均作用于特定器官或特定细胞,称为该激素的靶器官或靶细胞。

内分泌系统与神经系统关系密切。一方面内分泌系统受神经系统的控制和调节,神经系统通过对内分泌腺的作用,间接地调节人体各器官的功能,这种调节称神经体液调节;另一方面内分泌系统也可影响神经系统的功能,如甲状腺分泌的甲状腺素可影响脑的发育和正常功能。

松果体

脑垂体

甲状腺

胸腺

肾上腺

胰岛

卵巢

睾丸

图 10-1　内分泌系统概况

第一节　甲状腺

甲状腺(thyroid gland)略呈"H"形,分为左、右两个侧叶,及连接左、右侧叶的甲状腺峡。峡部常有一长短不一的锥状叶向上伸出(图 10-2)。

甲状腺的侧叶贴附于喉下部和气管上部的外侧面,峡部一般位于第 2～4 气管软骨环的前方。甲状腺常借结缔组织连于喉软骨上,故吞咽时甲状腺可随喉上、下移动,临床上借此判断颈部肿块是否与甲状腺有关。

甲状腺表面有一薄层结缔组织被膜,结缔组织伸入腺实质内,将甲状腺分成许多界限不明显的小叶,每个小叶内含有 20 ～ 40 个甲状腺滤泡。

喉

侧叶

峡
甲状腺

甲状旁腺

图 10-2　甲状腺

甲状腺能合成和分泌**甲状腺激素**（thyroid hormone）。甲状腺激素作用于机体的多种细胞，主要功能是促进机体的新陈代谢，提高神经兴奋性，促进生长发育。尤其对婴幼儿的骨骼发育和中枢神经系统发育影响很大。小儿甲状腺机能低下，不仅身材矮小，而且脑发育障碍，导致呆小症。在成人则引起新陈代谢率降低、毛发稀少、精神呆滞和黏液性水肿。甲状腺功能亢进时，甲状腺素分泌增多，可出现甲状腺功能亢进症，简称甲亢。

甲状腺滤泡旁细胞分泌降钙素。降钙素是一种多肽，可促进成骨细胞的活动，使骨盐沉积于类骨质，并抑制肾小管和胃肠道对钙的吸收，从而使血钙降低。

第二节　甲状旁腺

甲状旁腺（parathyroid gland）为两对扁椭圆形小体，大小似黄豆，呈棕黄色。一般有上、下两对，通常贴附于甲状腺侧叶的后面。有的甲状旁腺可埋入甲状腺的实质内，而使手术时寻找困难。

甲状旁腺包有结缔组织被膜，腺细胞排列成团状或索状，其间含有少量的结缔组织和丰富的毛细血管。甲状旁腺可合成和分泌**甲状旁腺素**（parathyroid hormone）。甲状旁腺素可增强破骨细胞的活性，使骨盐溶解，并能促进肠及肾小管对钙的吸收，从而使血钙升高。甲状旁腺素与降钙素共同调节和维持机体血钙的稳定。甲状旁腺素如分泌不足，或因手术时甲状旁腺被切除过多时，会产生钙的代谢失常，导致手足搐溺症，甚至死亡。功能亢进时则引起骨质被过度吸收，而易发生骨折。

第三节　肾上腺

肾上腺（suprarenal gland）呈黄色，左、右各一，右侧为三角形，左侧近似半月形（图10-3）。位于腹膜之后，附于肾的内上方。肾上腺与肾共同包于肾筋膜内，但肾有独立的纤维囊和脂肪囊,故肾下垂时,肾上腺并不随之下垂。

图 10-3　肾上腺的形态和位置

肾上腺表面包有结缔组织被膜,其实质由周围部的皮质和中央部的髓质两部分构成。肾上腺皮质分泌**盐皮质激素**(mineralocorticoid)和**糖皮质激素**(glucocorticoid),前者主要功能是调节钠、钾和水的代谢。后者可调节糖和蛋白质的代谢,还有抑制免疫应答及抗炎症反应等作用。

肾上腺髓质位于肾上腺的中央部,分泌**肾上腺素**(adrenaline)和**去甲肾上腺素**(noradrenaline),前者可使心肌收缩力增强,心率加快,心和骨骼肌的血管扩张,皮肤的血管收缩。后者可使血压升高,心、脑和骨骼肌内的血流加速。

第四节　垂体

一、垂体的形态和位置

垂体(hypophysis)色灰红,呈椭圆形,重约 0.5 g,位于颅中窝蝶骨体上面的垂体窝内。上端借漏斗连于下丘脑(图 10-4),前上方与视交叉相邻。因为视交叉位于垂体的前上方,故当垂体有肿瘤时,可压迫视交叉的交叉纤维,至双眼颞侧视野偏盲。

垂体由**腺垂体**(adenohypophysis)和**神经垂体**(neurohypophysis)两部分组成(表10-1)。

图 10-4 垂体

表 10-1 垂体的组成

腺垂体位于前部,又分为远侧部、中间部和结节部三部分;神经垂体位于后部,可分为神经部、漏斗柄和正中隆起三部分,后两者合称漏斗。远侧部又称垂体前叶,神经部和中间部又称垂体后叶。

二、垂体的结构与功能

(一)腺垂体

远侧部(pars distalis)是构成腺垂体的主要部分,主要分泌的激素有:①**生长激素**(growth hormone,GH),促进体内多种代谢过程,尤其是能促进骨的增长。幼年时期,该激素分泌不足可导致侏儒症,分泌过多则引起巨人症。成人时期,该激素分泌过多则导致肢端肥大症。②**催乳激素**(prolactin),可促进乳腺发育和乳汁分泌。③**促甲状腺激素**(thyroid stimulating hormone,TSH),能促进甲状腺滤泡的增生和甲状腺激素的合成与释放。④**卵泡刺激素**(follicle stimulating hormone,FSH)和**黄体生成素**(luteinizing homone,LH),卵泡刺激素可促进卵泡的发育,在男性则刺激生精上皮的支持细胞合成雄激素结合蛋白,并促进精子的发育。黄体生成素可促进排卵和黄体形成,在男性则刺激睾丸间质细胞分泌雄激素,所以又称为间质细胞刺激素。⑤ **促肾上腺皮质激素**

（adrenocorticotrophic hormone ACTH），可促进肾上腺皮质束状带分泌糖皮质激素。

（二）神经垂体

神经垂体与下丘脑直接相连，因此两者是结构和功能的统一体。神经垂体主要有大量的无髓神经纤维和神经胶质细胞组成，含有丰富的窦状毛细血管（图10-5）。下丘脑的视上核和室旁核含有神经内分泌细胞，其轴突经漏斗到达神经部。

下丘脑的视上核和室旁核的神经内分泌细胞可合成**加压素**（vassopressin）和**催产素**（oxytocin）。加压素可使小动脉收缩，升高血压，也可增强肾小管对水的重吸收，使尿量减少，所以又称抗利尿激素。该激素分泌减少，可引发尿崩症。催产素使子宫壁平滑肌收缩，促进分娩，并促进乳汁分泌。神经垂体无分泌功能，只是贮存和释放下丘脑激素。

图10-5　垂体的血管分布及其与下丘脑的关系

第五节　松果体

松果体（pineal body）为一椭圆形小体，形似松果呈灰红色。位于丘脑的后上方，在儿童时期较发达，一般在7岁以后开始退化。成年后部分钙化形成钙斑，可在X射线片上看到，临床可作为颅X射线片定位的一个标志。

松果体表面包有软脑膜。软脑膜结缔组织随血管深入实质，将实质分成若干小叶。实质主要由松果体细胞、神经胶质细胞和无髓神经纤维组成。松果体分泌褪黑激素，可通过抑制垂体促性腺激素的分泌而间接抑制性腺的发育。在幼年时期松果体有防止性早熟的作用。儿童时期松果体损伤，可致性早熟、第二性征异常发育及生殖器官巨大症。近年研究发现，褪黑激素分泌不足可能会引起睡眠紊乱、情感障碍及肿瘤发生等。

（南阳医学高等专科学校　齐书妍）